吃好比好吃更重要 ②

于康谈怎么吃最健康

于康 ◎著

江苏科学技术出版社

图书在版编目（CIP）数据

吃好比好吃更重要2：于康谈怎么吃最健康 / 于康 著. —南京：

江苏科学技术出版社，2012.9

ISBN 978-7-5537-0108-0

Ⅰ.①吃… Ⅱ.①于… Ⅲ.①营养卫生—关系—健康 Ⅳ.①R151.4

中国版本图书馆CIP数据核字（2012）第225649号

吃好比好吃更重要2：于康谈怎么吃最健康

著　　者	于　康
特约策划	张　靖　郭迎节
责任编辑	孙连民
特约编辑	陈　丽　何彦彦
责任监制	曹叶平　周雅婷
出版发行	凤凰出版传媒股份有限公司 江苏科学技术出版社
出版社地址	南京市湖南路1号A楼，邮编：210009
出版社网址	http：// www.pspress.cn
印　　刷	三河市宏达印刷有限公司
开　　本	787mm × 1092mm　1/16
印　　张	11
字　　数	116 000
版　　次	2013年2月第1版
印　　次	2013年2月第1次印刷
标准书号	ISBN 978-7-5537-0108-0
定　　价	28.00元

图书如有印装质量问题，可随时向我社出版科调换。

序：让合理营养伴健康同行

于康

我们注定要和食物相伴终生。一生之中，可能有50吨或者更多的食物进入我们的身体，并对我们的健康产生巨大而深远的影响。

人们从未像今天这般关注饮食对健康的影响。然而，不均衡的饮食使人们为之付出了巨大代价。2004年国务院新闻办公室公布的《中国居民营养与健康状况调查》的结果显示，我国的高血压、高血糖、高血脂患病人数在迅速上升。其中，成人高血压患病率为18.8%，估计全国患病人数达1.6亿之多。与1991年相比，患病率上升了31%，患病人数约增加7000多万。高血脂的患病率为18.6%，估计患病人数达到了1.6亿。大城市20岁以上糖尿病患病率由4.6%上升到6.4%，中小城市由3.4%上升到3.9%。目前全国糖尿病患者为2000多万，另有近2000万人空腹血糖异常。这些令人心忧的数据表明：在物质生活空前发达的今天，以不合理饮食为基础的不良生活方式，对人们的健康产生了巨大的负面影响。

我国是世界上最早关注饮食和健康之间关系的国家，也是世界上最早将食物按功能分类的国家。《黄帝内经》就曾经提出了著名的“五谷为养，五果为助，五畜为益，五菜为充”的理论，初步勾勒出合理膳食的基本轮廓。现代营养学的众多严谨的研究又提供了强有力的证据，明确了营养和健康的密切联系。

作为北京协和医院的营养医生，我在临床营养的实践中，深切体会到人们对合理营养的迫切需求以及在林林总总的宣传前产生的困惑和误区。我和我的同事们曾编写过多部营养科普书籍，并借助各类营养宣教和咨询活动，用通俗易懂的方式在更大的范围内推广合理营养、平衡膳食的科学概念。我们的努力一直没有停止。在本世纪初，我们提出“做自己的营养医生”的口号，这也是我们多年科普宣教的核心思想，我们将本着这一宗旨，继续为大众提供更多、更好的营养宣教读物。

我真诚地感谢所有为本书的编写和出版做出贡献的老师和同道，特别感谢张靖和郭迎节两位女士给予的帮助；特别感谢出版社的编辑们为本书出版所付出的巨大努力和辛劳。

我愿用这样一句话与广大读者共勉：“做自己的营养医生，让合理营养伴健康同行！”

目录

主食篇

禽蛋肉篇

饮品及其他篇

第一部分

饮食循道，让营养不请自来

果蔬篇

土豆——可以代替主食？

不论吃主食或吃土豆，只要控制摄入量，同时增加运动量，达到能量入不敷出的负平衡状态，就能产生减肥效果。否则，如果摄入量过多，或运动过少，不论吃主食或吃土豆，减肥都是空话。

减肥新说法——土豆代替主食

关于减肥的说法可谓层出不穷，方法也与时俱进。如今又有人提出用土豆来代替主食。这些人认为，土豆营养价值丰富，而且还是低脂肪食物。用土豆代替主食，可以减少脂肪和热量的摄入，从而达到减肥的效果。单从热量的角度看，这种方法似乎合理。但是，土豆真的能代替主食，满足人体营养所需吗？

“第二面包”——土豆

土豆的成分以淀粉为主，另含有丰富的钾，且耐加热，有“第二面包”之称。土豆中钾的含量很高，能够排除体内多余的钠，从而降低血压。土豆可为人体提供能量，还有一定的润肠通便作用。

正是因为土豆有这么多的优点，也因为它高淀粉含量能带来较之蔬菜更高的能量，所以有些人选择用土豆代替主食，甚至只食用土豆以达到减肥的目的。这种方法究竟是否合理？让我们从减肥之道说起。

减肥需遵循减肥之道

减肥，其根本在于控制身体能量，使之处于负平衡。每天摄入的能量要小于消耗的能量，如此才能动员身体消耗内部已积聚的脂肪，达到真正意义上的减肥。

不论吃主食或吃土豆，只要控制摄入量，同时增加运动量，达到能量入不敷出的负平衡状态，就能产生减肥效果。否则，如果摄入量过多，或运动过少，不论吃主食或吃土豆，减肥都是空话。

小贴士 TIPS

烹饪土豆的注意事项

削土豆皮时，除非污物已侵入皮内，否则切勿将皮削得太过，因为块茎的外皮较内皮更富含营养素。正确的方法是用洗菜用的刷子把外皮充分弄干净。

炸薯条、薯片时，油不宜加热到烟点，否则油脂分解产生的苦味和有害物质会被土豆吸收。因此，注意不要吃用暗黑色油或发烟油炸的土豆和其他食物。

土豆切开后容易氧化变黑，这不会对身体造成危害，因此食用时不必担心。

人们经常把切好的土豆丝、土豆片放入水中，泡掉过多的淀粉以便烹调，但注意不要泡得太久而使其营养流失。

黑木耳——吃新鲜的更好？

和一般的蔬菜水果不同，新鲜的黑木耳中含有一种卟啉类光感物质，食用后若受到太阳照射可引发皮肤瘙痒、水肿等。

黑色食品如黑芝麻、黑木耳等，都富含营养物质。然而，近年市场上开始出现新鲜的黑木耳，给人耳目一新的感觉，似乎比干木耳更有吸引力，于是就有了新鲜黑木耳是否比干木耳更好吃的争论。让我们先来看看黑木耳的营养成分。

黑木耳的营养成分

黑木耳含有十七种氨基酸，还含有铁、锌、硒、钼等多种微量元素，且富含维生素和亚油酸，有通便的功效。

黑木耳对健康的作用

黑木耳所富含的营养成分能对人体健康产生很大的影响。

⊙助消化

黑木耳中富含膳食纤维和植物胶质，能促进胃肠蠕动，消耗更多的脂肪，有助消化。

⊙可能有助于调节血脂

黑木耳中含有一种类核酸物质，可以阻止血小板聚集，降低血液中的胆固醇和甘油三酯的含量。

吃黑木耳要吃新鲜的?

现在，人们对食品安全、卫生的要求越来越高，对蔬菜水果的新鲜度更加重视。但是，需要提醒大家的是，不能对所有的食物都追求新鲜度，比如黑木耳。

和一般的蔬菜水果不同，新鲜的黑木耳中含有一种卟啉类光感物质，食用后若受到太阳照射可引发皮肤瘙痒、水肿，严重的可能会导致皮肤坏死、头疼、头昏、发烧、恶心，甚至呼吸困难。这种光感物质必须经过暴晒、浸泡才能去除其毒性。暴晒之后这种光感物质会被分解，浸泡可使其溶于水，浸泡时最好换水两三次，最大限度地析出有害物质。经过这些处理后，绝大部分卟啉被分解，不会再引起上述反应，而且更加美味。所以，挑选黑木耳的时候要慎重，不能一味追求表面的新鲜，需注意其是否安全无毒。

小贴士 TIPS

挑选黑木耳小窍门

第一步，观察。好的黑木耳朵大均匀，耳瓣稍微展开。相反，耳瓣卷曲而粗厚或有硬块的则为不好的木耳。

第二步，品尝。好的黑木耳口感纯正没有异味，还有清香之气。市场上常见的掺假木耳多用明矾水、碱水或者糖水浸泡过，因此会有涩、咸或者甜的味道，尝一块即可鉴别。

第三步，水泡。用清水浸泡黑木耳，膨胀程度越高，质量越好。

西红柿——生吃？熟吃？

作为一种“水果型蔬菜”，西红柿经常被拿来生吃，生吃的好处是不会破坏其中的维生素。最近几年发现的茄红素又改变了人们西红柿要生吃的看法。

西红柿的吃法，争议多多

西红柿，又名番茄，因其口感清爽、营养价值丰富而备受人们青睐。随着人们对饮食健康关注程度的提高，关于如何食用西红柿出现了很大争议。

有人坚持说西红柿应该生吃，熟吃会破坏它的营养成分；有人则坚持熟吃才能充分利用西红柿的营养成分。究竟怎样吃西红柿才是对的呢？让我们先来看看西红柿的营养价值。

西红柿的营养成分对疾病预防有益

众所周知，西红柿中含有大量的维生素C，其实西红柿中还含有很多其他的营养成分。近年来，人们更是发现了可以预防癌症的番茄红素。

⊙丰富的维生素

西红柿中所含的大量维生素C，可与其他物质一起参与骨胶原的合成过程，使皮肤保持弹性。西红柿中还含有芦丁和钾。西红柿也是维生素A、维生素P的较好来源。

小贴士 TIPS

青色或者发绿的西红柿不能吃。自然成熟的西红柿中维生素C和β-胡萝卜素的含量更高，营养更丰富，而且由于其中谷氨酰胺成分较多而更加美味。

急性肠炎、菌痢（即细菌性痢疾）及溃疡活动期患者不宜食用西红柿。

⊙番茄红素

经国内外专家研究发现，西红柿的另一种营养成分——番茄红素有很强的抗氧化能力，能清除细胞内的自由基，使脱氧核糖酸和基因不被破坏。

⊙烟酸

西红柿中的烟酸对于防治动脉硬化、高血压和冠心病有一定帮助。烟酸可保持胃液的正常分泌，促进红细胞的形成，保持血管壁的弹性并保护皮肤。

另外，西红柿中含有具预防便秘作用的膳食纤维果胶；使西红柿呈酸味的柠檬酸、苹果酸及乳酸等。

生吃？熟吃？

作为一种“水果型蔬菜”，西红柿经常被拿来生吃，生吃的好处是不会破坏其中的维生素。

最近几年发现的番茄红素又改变了人们西红柿要生吃的看法。番茄红素属于脂溶性物质，经过热加工后，番茄红素能够从细胞壁中释放出来，能提高吸收率。

南瓜——降血糖急先锋?

南瓜作为一种含糖食品，它对于人体的影响肯定是增高血糖含量，而不是降血糖。

备受人们青睐的南瓜

南瓜，又名番瓜、倭瓜，因其独特的风味和丰富的营养价值而备受人们青睐。许多古医书中都记载了南瓜的医药价值。

南瓜丰富的营养价值

现代营养学分析认为，南瓜含有丰富的维生素，更富含矿物质和微量元素，如钙、铁、锌、硒等，比其他的蔬菜水果的含量都要高，在一定程度上可以预防微量元素缺乏。

南瓜——降血糖急先锋?

南瓜的营养价值和保健功能逐渐明确，人们更加大胆地尝试从而发现了它的其他医药功能。如今有人提出用南瓜来“降血糖”，甚至将这种方法应用于“治疗”糖尿病。然而，仔细分析南瓜的糖类成分，会发现这种方法并不可取。

首先，南瓜作为一种含糖食物，它对于人体的影响肯定是增高血糖含量，而不是降血糖。只不过由于南瓜中糖分含量较低（尽管南瓜口感很甜，但100克南瓜中仅含4.5克碳水化合物），不会像其他碳水化合物那样明显提高人体血糖水平。再者，南瓜中含有大量的果胶，这种可溶性纤维与淀粉类食物混合后，会提高胃里物质的黏度，延缓胃排空，进而使碳水化合物的吸收停滞，由此延迟了餐后血糖高峰，也就是我们所认为的南瓜“降血糖”。

而这种“降血糖”，事实上只是低于一般水平的升血糖以及延缓升血糖的时间，并不是真正地能降低血糖。如果认为南瓜能降血糖而大量进食南瓜，可能会适得其反。

糖尿病患者不能以南瓜代替降血糖药物

鉴于南瓜所含糖分低于其他食物，糖尿病患者可以适当食用南瓜并同时减少主食摄入量，这样也可以达到减少蛋白质摄入量的目的。南瓜虽然有辅助治疗作用，但是不能用它来代替常规的降血糖药物。需要注意的是，长期食用南瓜可能使人发生胡萝卜血症，其表现为全身皮肤，特别是手、脚掌皮肤黄染，但无其他不适症状，一般停食一段时间后黄染会自行消退。

小贴士 TIPS

南瓜菜肴简谱

⊙南瓜粥

将南瓜洗净，去皮，切成小方块，与大米一同熬成南瓜大米粥。

⊙素炒南瓜

将南瓜洗净，去皮，切成小方块（2厘米见方），加油清炒。

⊙肉松南瓜羹

原料：南瓜、猪肉松

制法：将南瓜洗净、去皮、切成小方块，用蒸笼蒸熟，然后晾凉，搅打成细茸。净锅上火，加入适量清水，再将南瓜茸倒入锅中，烧开后调入盐、味精等，放入少许湿淀粉勾芡，起锅盛入玻璃器皿中，撒入肉松即可。

⊙锦绣双瓜茸

原料：南瓜、冬瓜、蟹黄、蟹肉等

制法：将南瓜、冬瓜洗净，去皮，分别放入搅拌机中搅打成茸状；净锅上火，倒入适量鲜汤，放入南瓜茸和蟹黄，调入盐、味精，煮开后放湿淀粉勾芡，起锅成香鲜滑爽的南瓜羹，再将冬瓜茸、蟹肉同样制成冬瓜羹，最后将两种色泽不同的瓜羹装入盘中即成。

茄子——吸油=吃茄子减肥？

进入人体的茄子不会像吸收烹调油那样去吸收人体的脂肪，相反，如果过多进食油炸茄子，反而有可能会造成肥胖。

经常下厨的人都知道炒茄子要比做其他的菜多放很多油，因为茄子吃油大。因此，就有人理所当然地认为茄子既然可以吸油，那么茄子也可以吸收掉人体内的脂肪，加上茄子是低能量食物，用茄子代替其他食物能起到减肥的作用。事实上，这种说法是不科学的。进入人体的茄子不会像吸收烹调油那样去吸收人体的脂肪，相反，如果过多进食油炸茄子，反而有可能会造成肥胖。要减肥，必须合理膳食与适量运动相结合，单纯靠吃某种食物是达不到减肥目的的。

茄子营养价值高

茄子，又名落苏，常见的有紫色、白色和青色，形状有长形和圆形之分。

茄子含有较为丰富的微量元素和维生素，尤其富含烟酸，烟酸含量最多的部位是紫色表皮和果肉的结合处，故茄子以紫色品种为上品。

吃法多多

茄子的吃法很多，既能炒、烧、蒸、煮，也可油炸、凉拌、做汤。清炒茄子、肉末茄子、红烧茄子是很常见的家常菜，做法相对简单。将茄子清蒸或者水煮后再加蒜泥等凉拌，清淡爽口，也是广受欢迎的凉菜。此外，茄子还可以与其他蔬菜搭配烧炒，做出风味极佳的菜肴，如地三鲜等。

丰富的保健疗效

茄子中丰富的维生素P能够增强体内细胞的黏着力，增强毛细血管的弹性，降低毛细血管的脆性及渗透性，从而降低微血管破裂出血的概率，保持血小板的正常水平。

营养价值+保健疗效+吸油≠减肥

茄子的营养价值很高，又是低能量食品，富含纤维，这是不容置疑的。但是如果靠食用茄子来减肥却是不科学的。茄子不能取代其他食物。实际上，茄子中缺乏人体所必需的优质蛋白质、脂肪酸、矿物质、脂溶性维生素等多种重要的营养素。长期单纯地靠吃茄子来减肥，必然会引起蛋白质、维生素等其他营养物质的缺乏，而导致新的疾病。

小贴士 TIPS

选茄子：选择新鲜的嫩果。茄子叶片与果实相连接的地方，有一圈浅色环带，这条环带越宽、越明显，就说明茄子果实还在生长，没有老化；否则就说明茄子已停止生长，这种老茄子不宜食用。

烹调前：切开茄子后，茄肉表面容易氧化变黑，影响茄子的色泽。将切好的茄块放入淡盐水中，洗几下，挤去黑水，再用清水冲洗即可。

少用油：茄子刚下锅时显得非常干，看不见什么油分，只要多煸一会儿，待茄子熟透之后自然会有油流出，不必另外加油，否则太过油腻，不仅对健康不利，也影响口感。

野菜——饮食新风尚

纯净鲜香的野菜不仅含有人体所必需的碳水化合物、维生素、矿物质等营养成分，而且植物纤维更为丰富。

随着物质生活水平的不断提高，人们逐渐开始在饮食上返璞归真——粗粮和野菜重回餐桌，并深受欢迎。尤其近年来农药安全的问题，使得人们对野菜更加重视。

饮食新风尚

纯净鲜香的野菜不仅含有人体所必需的碳水化合物、维生素、矿物质等营养成分，而且植物纤维更为丰富。最常见的有以下几种。

⊙荠菜

田间地头，最常见的野菜大概就算荠菜了。将从外面摘回来的荠菜水洗择根之后，和鸡蛋一起炒或者做成荠菜水饺、荠菜馄饨都极其美味，清淡爽口又带着野外淳朴的味道。另外，还可以将其熬成鲜美的荠菜粥。

⊙蕨菜

又名蕨儿菜、龙头菜，也是比较常见的野菜。蕨菜吃起来口感鲜嫩滑爽，素有“山菜之王”的美誉。蕨菜的食法很多，炒、烧、煨、焖都可以。做出来的菜肴因质地软嫩、清香味浓而深受人们的青睐。

蕨菜叶呈卷曲状时，说明它比较鲜嫩，老了后叶子就会舒展开来。

⊙苦菜

又名苦苣菜，茎呈黄白色；叶片为圆状披针形，表面绿色，背面灰绿色；花呈鲜黄色。苦菜富含钾、钙、镁、磷、钠、铁等元素。苦菜的吃法也很多：可采食嫩叶，用开水烫叶致熟，去除苦味即可凉拌；苦菜可炒肉，亦可经沸水烫后蘸面酱食用；或熬制苦菜粥等。

⊙马齿苋

又名马齿菜，一般为红褐色，叶片肥厚。它含有蛋白质、硫氨酸、维生素B_2、抗坏血酸等营养物质。因为含酸类物质比较多，吃的时候稍有酸味。马齿苋既可以凉拌，也可炒鸡蛋、炒肉，还可做水饺、熬粥等。

⊙蒲公英

又名婆婆丁，它的花粉中含有维生素、亚油酸，枝叶中则含胆碱、氨基酸和微量元素。蒲公英焯过后凉拌、炒食或做汤都可以，可拌海蜇皮、炒肉丝；将其配着绿茶、甘草、蜂蜜等，调成一杯蒲公英绿茶，味道更佳。

⊙椿菜

又名香椿芽，营养丰富。据测定，每100克椿菜中含蛋白质9.8克，钙、磷、维生素C的含量在蔬菜中均名列前茅。它还含有脂肪、粗纤维、铁、胡萝卜素、烟酸以及香椿素，有特殊的芳香气味，食之鲜美可口。比较常见的吃法是凉拌、炒鸡蛋或者腌制。

小贴士

TIPS

需要浸泡的野菜：有些野菜如山蒜有微毒，不经浸泡，食后可能会周身不适。这类野菜在煮食前，务必要在清水里浸泡两小时以上，进行解毒处理。

树上的野菜不宜炒着吃：树上的野菜品种不多，如刺嫩芽、榆钱等，这类野菜宜蒸吃或做酱吃。若是炒着吃，既黏又涩，难以下咽。

并非所有野菜都是绿色食品

尽管野菜来自山野，是天然食品，极少受农药化肥或者工业污染的影响，却不能说所有野菜都是绿色食品。

首先，城郊附近的一些野菜也必然会受到工厂废水、汽车尾气的影响，并不是人们想象的那样绿色健康。而且，田地边的野菜也会因为农民对农作物喷洒农药、施用化肥而受到影响。另外，现代生物学研究表明，野外自然生长的野菜为了适应恶劣的环境，在长期的生长繁衍过程中，会产生某些毒性物质，以抵御外来侵害，比如香椿芽富集亚硝酸盐。如果野菜的毒物含量较多，就会对人体健康造成危害，严重的可能导致死亡。

不仅环境污染可能使野菜富集毒素，有些植物本身也具有毒性甚至剧毒，比如狼毒草、苍耳子、毒芹、野生地等。因此，野外出行采摘野菜时，只能采摘确认是无毒的野菜，对于自己不识、不能确定有毒无毒的野菜要坚决弃之，以免食用后发生不测。

小贴士 TIPS

野菜的选购：最好在超市里购买野菜，选择包装上印有国家“绿色食品”标志的比较有保障。若在菜市场上购买，一定要确认是无毒野菜。

现采现吃：刚采摘下来的野菜味道最鲜美，久放的野菜营养成分会减少，口感也会大打折扣，因此最好现采现吃。

菠菜——补铁好菜？

菠菜中的确含有铁元素，但是菠菜中的铁元素只有微量能被肠道吸收，其余大部分与草酸结合形成沉淀，反而会影响铁元素的吸收。

铁元素的重要功能

铁元素是人体必需微量元素中含量最多的一种，人体内共含铁4～5克，其中60%～70%存在于血红蛋白中，参与氧气的转运、交换和组织呼吸过程，负责把氧气输送到身体的各个角落，并将组织细胞所产生的废物二氧化碳排出体外。铁元素还直接参与人体能量代谢，并影响着人体免疫系统。当持续缺铁元素3～5个月时，易发生缺铁性贫血。人体内的铁元素无论是缺乏或过量都会对人体健康构成威胁，只有正常含量的铁元素才能保持人体健康。

缺铁症状

从膳食中摄入铁元素不足或铁元素损失过多时，可能会引起铁元素缺乏甚至缺铁性贫血。出生6个月后的婴幼儿、儿童、女性、孕妇和运动员都是缺铁性贫血的易感人群。此外，酗酒者、素食者和常饮浓茶或浓咖啡的人群也容易患缺铁性贫血。患者常有食欲缺乏、烦躁不安、精神委靡、疲乏无力、心慌气短、头晕眼花、耳鸣、记忆力减退等症状。查体可以发现眼睑、嘴唇、指甲苍白，查血可以发现血红蛋白低于正常。具体情况又因婴幼儿、青少年与女性而各有不同。

⊙婴幼儿、青少年：爱哭闹、睡中惊醒、精神委靡、厌食、挑食、生长发育迟缓、经常头晕、失眠、感冒、发烧、咳嗽、腹泻、注意力不集中、理解力差、记忆力差、学习成绩差等。

⊙女性：面色苍白、萎黄、唇无血色、发无光泽、失眠多梦、四肢乏力、畏寒怕冷、月经量少、闭经或量多、痛经、皮肤易产生皱纹色斑、口腔易发溃疡等。

这些症状严重影响到了人们的日常生活。多数人把疲乏当成正常的生理反应，实际上，贫血是疲乏的重要原因之一。经常有效补铁就能明显改善疲乏症状。

小贴士 TIPS

缺铁性贫血患者饮食禁忌

注意膳食纤维不要过量，否则会影响微量元素（其中包括铁）的吸收。

不提倡纯素的饮食模式，因为人体对植物性食品中铁元素的吸收率低于动物性食品。

少食用过分精制的谷物，因为谷物中所含人体所需的微量元素铁、铜、锌、铬等均在外皮部分。

不要喝浓茶及咖啡，这两种食物会妨碍铁的吸收。

菠菜并非补铁良品

缺铁对人体健康危害很大，人们也在寻求多种多样的补铁方法。

但是，我国的现状是仍有两亿人患有缺铁性贫血。有人说，我平时做饭用铁锅，我也经常食用菠菜，怎么会还缺铁呢？这正是补铁的误区。首先，用铁锅做饭，人体吸收的铁即从铁锅上脱落下来的微小铁屑，至于每天能吸收多大量的铁元素，能否满足人体所需，却是不得而知。再谈菠菜。菠菜中的确含有铁元素，但是菠菜中的铁元素只有微量能被肠道吸收，其余大部分与草酸结合形成沉淀，反而会影响铁元素的吸收。所以说，这两种方法都不能满足人体所需的铁元素。

当然，我们并不否认菠菜丰富的营养价值。菠菜是胡萝卜素、维生素B_6、叶酸、铁和钾的极佳来源，它含有大量的抗氧化剂如维生素E和硒元素，具有抗衰老、促进细胞增殖的作用，既能激活大脑功能，又可增强青春活力。菠菜的菜叶中含有铬和一种类胰岛素样物质，其作用与胰岛素非常相似，能使血糖保持稳定。其丰富的B族维生素含量能够预防口角炎、夜盲症等维生素缺乏症。多吃菠菜的确有益健康。

补铁有道——强化动物性膳食

要说补铁，应该从中国人的饮食结构谈起。食物中的铁可分为血红素铁和非血红素铁两类。前者主要存在于动物性食品中，如动物肝脏、肉类、鱼类中，这些铁元素能与血红蛋白直接结合，被充分吸收利用；后者主要存在于植物性食品中，如深绿色蔬菜、黑木耳、黑米等，须经胃酸分解后，再还原成亚铁离子才能被吸收，而胃酸缺乏和很多膳食因素（如草酸、植酸等）等都会妨碍其吸收，利用率低，所以这些食物并不是铁的良好来源。中国人的膳食恰恰以植物性食品为主，因此患缺铁性贫血的风险更大。

从饮食结构角度分析，中国人补铁应该强化动物性食品，如牛肉、羊肉、动物肝脏等，多摄入鸡蛋和大豆等。如果需要补充铁剂，可以配合维生素C含量高的新鲜蔬菜、水果一起食用，如此有助于铁元素的吸收和利用。

菠萝——未经处理能直接食用?

菠萝中含有多种生物甙，而生物甙对人的皮肤、口腔黏膜有一定刺激性。食用未经处理的菠萝后口腔会觉得发痒，严重的甚至会破皮出血。

菠萝，原名凤梨，是南方重点热带水果之一。因其果肉柔嫩脆软、甜酸爽口而广受欢迎。菠萝的食用方法也很多，既可生吃鲜食，也可制罐头、果汁、蜜饯、脱水食品等。

菠萝的保健功效

每100克菠萝果实中所含的维生素C高达24毫克，并含有丰富的水分。

在菠萝汁中，还含有一种跟胃液相类似的酵素——菠萝蛋白酶，在胃中可以分解蛋白质，增加胃肠蠕动，具有助消化的作用；进食肉类及油腻食物后，吃些菠萝最为有益。将菠萝加入菜肴中还可使菜肴口感清爽，帮助解决厌食的问题。

食用菠萝前需要先处理

菠萝食用过量或者食用前未经处理，可能会有腹痛、呕吐、头痛、四肢及口舌发麻等症状出现，严重过敏者甚至会出现呼吸困难、休克等症状。这是因为菠萝中含有三种物质。

⊙5-羟色胺

每100克菠萝果汁中含2.5～3.5毫克5-羟色胺。5-羟色胺是一种含氮的神经递质，能使血管和平滑肌剧烈收缩、血压升高，其结果表现为头痛。

⊙生物甙

菠萝中含有多种生物甙，而生物甙对人的皮肤、口腔黏膜有一定刺激性。食用未经处理的菠萝后口腔会觉得发痒，严重的甚至会破皮出血。

⊙菠萝蛋白酶

菠萝中含有菠萝蛋白酶，这是一种蛋白质水解酶。但是，有一些人对这种酶有过敏反应，多属于速发型变态反应，吃后会出现腹痛、恶心、呕吐、荨麻疹（俗称风疹块）、头痛、头晕等症状。严重的还会出现呼吸困难，甚至休克症状。

因此，菠萝未处理前不宜食用。食用前应将果皮和果刺修净，将果肉切成块状，用稀盐水浸渍出其中的甙类物质，再用清水冲洗以去除咸味方可食用。而对菠萝过敏者食用前一定要做安全测试。

小贴士 TIPS

菠萝的挑选与食用方法

挑选菠萝时，应选择香且较重者，用食指弹其皮以声音清脆坚实为宜。此外，好的菠萝果实大小适中，果形端正，芽眼数量少。成熟度好的菠萝外表皮呈淡黄色或亮黄色，两端略带青绿色，顶端的冠芽呈青褐色；生菠萝则外皮色泽铁青或略有褐色；过度成熟的菠萝通体金黄。用手轻轻按压菠萝体，坚硬无弹性的是生菠萝，挺括而微软的是成熟度好的，过陷甚至凹陷者为成熟过度的菠萝。

好的菠萝软硬适度，酸甜适口，果蕊小而纤维少，口味甜美；劣质菠萝果肉脆硬，有粗纤维感或者软烂，可食部分少，汁液、甜味和香气均少，酸味较重。

在吃菠萝前，一般都要用盐水浸泡一下，以去除菠萝中的生物甙，但是要注意浸泡的时间不能太长，时间太长会损失较多的维生素等营养物质，一般浸泡时间不要超过三十分钟。浸泡所用的盐水浓度不能过高，稍有咸味即可。这样既满足了人们的口腹之欲，又保留了大量的营养物质，达到了保健效果。

葡萄——连皮带籽一起吃

葡萄皮的颜色越深，其中的黄酮类物质含量越高。

水晶明珠——葡萄

据古生物学家考证，在新生代第三地层内就发现了葡萄叶和种子的化石，证明距今六百五十多万年前就已经有了葡萄。可见，人们食用葡萄的历史是由来已久了。葡萄，因其汁多味美、晶莹剔透，又被人们称作“水晶明珠”。现今的名称有许多种。从美国引进的葡萄被称为提子，红色的为红提，青色的为青提，但是像巨峰葡萄（欧美杂交品种）等因其皮与果肉极易分离，仍称为葡萄。

葡萄的食疗价值

葡萄含糖量高达10%～30%，以葡萄糖为主。葡萄中的大量果酸有助于消化。葡萄中含有人体不可或缺的微量元素如钙、钾、磷、铁等，还含有蛋白质、多种维生素如维生素B_1、维生素B_2、维生素B_6、维生素C、维生素P等，另含有人体所需的多种氨基酸。

葡萄中的葡萄糖能很快地被人体吸收。当人体出现低血糖时，若及时饮用葡萄汁，可很快缓解症状。

有研究发现，与阿司匹林相比，葡萄能更好地阻止血栓形成，并且能降低人体血清胆固醇水平，降低血小板的凝聚力，对预防心脑血管病有一定作用。

葡萄皮中富含黄酮类物质

葡萄皮中含有抗氧化剂、膳食纤维、果胶质和铁等营养素，可以补充人们饮食中缺乏的营养。另外，葡萄皮中富含黄酮类物质，可能有助于降低血胆固醇。而且有研究称，葡萄皮的颜色越深，其中的黄酮类物质含量越高，所以，“吃葡萄不吐葡萄皮”不再是一句简单的调侃话，而是有科学依据的。

葡萄籽的营养价值

⊙美容养颜

葡萄籽里含有一种叫多酚的物质，多酚具有较强的抗氧化功效，能够预防多种慢性病，其延缓衰老的功效比维生素C、维生素E高数十倍。而且葡萄籽进入人体后，容易被吸收。

⊙保护血管

葡萄籽具有保护心脑血管，降低胆固醇等作用；可维持毛细血管适度的渗透性，增加血管强度，减低毛细血管易脆性。

小贴士 TIPS

选葡萄：果粒颜色较深、鲜艳，果粒紧密者为优。柄结疤者表示时间过长，不新鲜。

洗葡萄：盆中放入清水，加入一勺面粉，静置2分钟后，将葡萄在水中摆动，待面粉浑浊，将葡萄取出，再用清水冲净，即可食用。

苹果——果皮有营养，不宜削皮吃

苹果中含有丰富的水溶性膳食纤维——果胶。果胶有保护肠壁，活化肠内有用的细菌，调整胃肠功能的作用。

苹果是生活中最为常见的水果，被誉为“全方位的健康水果”，对人体健康好处极大。可以说，苹果是每天必需的水果。简单实用的吃法即生吃。但是，吃苹果是要削皮吃还是带皮吃，却一直有争议。

全方位的健康水果——苹果

鲜苹果含水85%，并含有丰富的碳水化合物、维生素和微量元素，尤其是维生素A和胡萝卜素的含量较高。

⊙果胶

苹果中含有丰富的水溶性膳食纤维——果胶。果胶有保护肠壁，活化肠内有用的细菌，调整胃肠功能的作用；还能降低血液中胆固醇的浓度，防止脂肪聚集。果胶还能与其他降胆固醇的物质，如维生素C、果糖、镁等结合成新的化合物，从而增强降血脂功能。有报告指出，每天吃1～2个苹果的人，其血液中胆固醇的含量可降低10%。此外，果胶还有吸收水分、消除便秘、稳定血糖、美容肌肤的作用。

⊙苹果酸

苹果中的苹果酸和柠檬酸能够提高胃液的分泌量，促进消化。

⊙钾

苹果中钾的含量较高，钾能够防治高血压。我们知道，中国人的饮食中盐分摄入严重超量，从而导致体内钠超标，易引发高血压。钾恰恰能够使肾脏排出更多的钠，降低细胞中钠的含量，从而降低血压。钾还能扩张血管，和果胶共同作用，能够预防代谢综合征。

苹果皮保健功能多

⊙维生素

苹果皮中富含维生素A和维生素C。

⊙矿物质

苹果皮中富含多种重要的矿物质，如钙、钾、磷、叶酸和铁。

⊙纤维

苹果皮是可溶性纤维和不可溶性纤维两种纤维的重要来源。苹果里将近三分之二的纤维成分存在于苹果皮中。

小贴士 TIPS

优选果皮可吃的苹果

优选套袋处理的苹果，这种苹果受气体污染、农药喷洒等影响较小。

秋季苹果成熟时，宜选择当地新鲜的苹果。国外进口的可能经过保鲜处理、打蜡等过程，并不健康。

新鲜苹果表面有层天然果蜡，还有薄薄的果粉，并非十分光滑。漂亮、发光的苹果可能经过打蜡、保鲜剂等处理，削皮后再吃。

桃养人，杏伤人？

桃尽管益处很多，过食也会引起不良反应。

谚语有云：桃养人，杏伤人。这两种水果的营养差别真的有那么大吗？其实，作为水果，桃、杏都有自身的营养价值，都是不错的水果，只不过后者不宜多食。而前者尽管益处很多，过食也会引起不良反应。

“桃养人”

据分析，每100克桃含蛋白质0.8克、脂肪0.1克、糖类7克、粗纤维4.1克、钙8毫克、磷20毫克、铁1毫克、胡萝卜素0.01毫克、烟酸0.7毫克、维生素C 6毫克，等等。

“杏伤人”

与桃相比，杏所含的某些营养成分不在桃之下，甚至对有些人来说，杏更能激发食欲，口感更好。苦的杏仁含有一种有毒物质氢氰酸，生食过量会中毒，甚至死亡。

因此，无论是食用鲜杏还是杏仁都要小心谨慎，不能过食。

桃子成熟后甜味浓，少有酸味，而杏即使成熟后也还是有酸味，这说明杏含有较多的植物酸和单宁物质，这两种物质会使牙龈酸软，肠胃不适。因此，不可过食杏，一般每次以2~3颗为宜。当然，桃也不能过食。

主食篇

免淘米——真的不需要洗？

真正的免淘米是不能受细菌或空气污染的，显然，散装的免淘米是不能被称之为免淘米的。

随着生活节奏的加快，人们在厨房花的时间越来越少，对成品食物要求也越来越高。而高科技的发展也适应了人们的需要，免淘米的出现正是适应了这个潮流。它不仅节省了淘米的时间，也节省淘米用的水。但是，当今的免淘米真的不用淘洗吗？

什么样的免淘米可以免洗？

所谓免淘米，又叫清洁米，就是符合卫生要求、做饭前不需淘洗可以直接煮饭的大米。清洁米的特点是含杂质极少，表面光洁，清洁卫生，并有防污染和保质的包装。此类产品加工标准基本上要达到“四断”（所谓“断”是指基本不含），即断沙石、断谷、断稗、断糠，还需要在无污染的环境下加工和包装。

过去由于制米工艺不发达，成品大米里的杂质难以除净，淘米主要为了去除杂质；现今的制米工艺可以将看得见的杂质清理干净，但是看不见的微生物细菌等仍需要清洗。随着科技的进步，市场上开始出现免淘米，甚至勿淘米。国际上的免洗米标准是洁净度小于100ppm，也就是说，杂质在米中的比例应小于百万分之一。ppm数值越小，洁净度越高。达到这个标准，才可以免洗，未达到这个标准的仍需要清洗。

散装免淘米仍需淘洗

目前在超市里能看到袋装的免淘米或者散装的免淘米，价格较普通的大米高出很多。真正的免淘米是不能受细菌或空气污染的，显然，散装的免淘米是不能被称之为免淘米的，即使是袋装的也应该是小袋，以保证短期之内吃完，而不会与空气接触导致污染。实际上，目前很多生产厂家并不能达到国际通用的免淘米标准，标注免淘、免洗只是商业行为，不能真正地免淘洗。

即使真正达到免淘标准的大米，买回家后最好也清洗一下。淘米次数太多，可能会造成营养的大量流失，只需冲洗一两次即可。

面粉——越细腻越白越健康？

面粉的白色是因为添加增白剂所致，并不是面粉本色，所以不要以为白色的面粉是最好的。

当你去购买面粉的时候，当你面前摆着一盘热气腾腾的饺子，当你做手擀面条的时候，你是不是看到面是白色的就很欣慰？是不是喜欢白色细腻的面粉胜过有点灰色甚至黄色的？但事实上，面粉的白色是因为添加增白剂所致，并不是面粉本色，所以不要以为白色的面粉是最好的。

面粉的加工

面粉是由小麦磨出来的，麦粒主要由三部分组成：包裹在外的麦麸约占粒重的18%～25%；麦粒赖以发芽的麦胚只占1%～2%；胚乳约占80%。胚乳与麦麸之间还有糊粉层粘连。麦粒经过制粉工艺加工，使麦麸、麦胚和胚乳分离，并将胚乳磨细制成人们食用的面粉。面粉加工是物理分离过程，并不会改变小麦胚乳原有的化学特性。

面粉越白，蛋白质含量越低

评价面粉质量的主要标准是蛋白质的含量和质量以及矿物质含量。面粉越白，这两者含量越低。

面粉越白，蛋白质含量越低。市场上面粉按照蛋白质含量的高低，分为高筋面粉、中筋面粉和低筋面粉。筋度越低的面粉越白，也就是蛋白质含量越少。按照精细程度，面粉又可以分为特一粉、特二粉、一等粉、二等粉等等级。矿物质的含量越高，面粉的等级越低。相反，其含量越少，面粉的等级也就越高。

筋度越低，矿物质含量越少，面粉越白。显然，面粉越白，营养物质含量越少，不利于健康。更重要的是，面粉之所以白，是因为使用了增白剂。增白剂是一种叫做过氧化苯甲酰的过氧化物，它使面粉增白的原理大致是在氧化过程中释放出氧原子，从而使面粉增白；它还具有一定的杀菌防虫效果，有利于面粉的保管和储存。但是，过氧化苯甲酰超标，会破坏面粉的营养，导致面粉中的类胡萝卜素、叶黄素等天然成分丧失。过氧化苯甲酰水解后产生的苯甲酸，进入人体后要在肝脏内进行分解。长期过量食用，极易加重肝脏负担，对肝脏造成严重的损害，引发多种疾病；短期过量食用会使人产生恶心、头晕、神经衰弱等中毒症状。

全麦面粉重新受重视

正是因为增白剂有诸多不利于健康的地方，全麦面粉得以再次受到重视。之前因为口感不好而少有人关注，但是全麦面粉含有丰富的维生素B_1、维生素B_2、维生素B_6和钙、铁、锌等微量元素。它的营养价值是其他面粉不能比的，因此，全麦面粉越来越受人青睐。

不同级别的面粉有不同的用途

越白的面粉所含营养物质越少，这是不容置疑的。但这并不是说制作任何食品都要选择带灰色的面粉。不同级别的面粉有不同的用途。制作面包就要用高筋小麦粉，以求面包体积大、口感好；制作面条、水饺就要用中筋小麦粉，以求其筋道、爽滑；而用低筋小麦粉制成的蛋糕松软、饼干酥脆。不同食品要求的面粉质量各有不同，应视情况而定。

小贴士

TIPS

如何选择好面粉

看：一看包装上的厂名、生产日期、地址、保质期，尽可能选用标明不加增白剂的面粉。二看面粉色泽，优质面粉颜色呈微黄或乳黄色，没有黑点；而增白剂过量的面粉颜色呈纯白或灰白。三看麸星，面粉加工时混入少量麸星是允许的，麦麸可食，但过多则不允许。

闻：正常的面粉闻起来有麦香味，不会有酸、霉等异味；而添加剂过量、超过保质期、受污染的面粉没有麦香味，甚至有异味或霉味。

尝：取适量面粉放入口中含1分钟后，用牙咬几下，口感好、不牙碜、不粘牙的为好面粉；如果面粉在口中成团、牙碜、粘牙、有异味，则为劣质面粉。

测：手摸面粉时手心有凉爽感，抓一把面粉很快成团久而不散者则是水分过高。

大米——加碱熬粥更好吃?

加碱熬粥之所以节省时间，就是因为碱会破坏这些营养物质，使煮出来的粥又黏又烂。但是损失这么多营养物质，代价未免也太高了。

人们在生活实践中总结出了无数的生活小窍门，比如用热水煮大米粥不但节省时间，而且味道更香。人们也总结出加碱熬粥更省时，而且口味也不错。但是，熬粥时加碱对人体健康会有怎样的影响呢?

自古以来，中国人对粥相当偏爱。今天大街上的粥店也是随处可见，粥的品种越来越丰富，深受大众欢迎。

加碱熬粥不可取

日常所用的碱即食用碱，食用碱呈固体状态，圆形，色洁白，易溶于水。它并不是常用调味品，而是一种食品疏松剂和肉类嫩化剂，能使干硬的原料迅速涨发，软化纤维，适当使用可为食品带来极佳的色、香、味、形，增进人们的食欲。但是煮粥加碱这个软化米粒的过程，却是一个破坏营养物质的过程。

⊙加碱熬粥会破坏维生素B_1

加碱之后，维生素B_1会被加速破坏。如果维生素B_1缺乏，不但使人易患脚气病和便秘，还会产生疲倦、健忘、焦虑不安等症状，长期缺乏严重者还会影响到心脏及肌肉的功能。维生素B_1不会贮藏于体内，多余的会完全排出体外，所以需要每天从食物中补充。而加碱熬粥时，碱会破坏维生素B_1。可以想象，如果这种营养物质长期供应不足会对人体带来怎样的影响。

⊙加碱熬粥会破坏维生素B_2、烟酸、维生素C

维生素B_2和维生素C、烟酸在酸性环境中很稳定，而遇碱则很容易被分解。在粥中加入碱，这些营养物质都将被破坏。

加碱熬粥之所以节省时间，就是因为碱会破坏这些营养物质，使煮出来的粥又黏又烂。但是损失这么多营养物质，代价未免也太高了。尤其对于老年人来说，本来就容易因为膳食不平衡而营养不足，这样做更不利于健康。

喝粥四忌

⊙胃病患者不宜多喝粥

通常大家都认为喝粥养胃，这只是表面的理解。细想一下，喝粥的时候不用咀嚼，不能分泌可以促进消化的唾液，而且粥含水分较多，会稀释胃酸，更不利于消化。因此，胃不好的人应该少喝粥，尽量选择易消化吸收的食物，做到细嚼慢咽。

⊙三餐不能总喝粥

有些人没有食欲不想吃饭的时候喜欢喝粥来代替正餐，还有些老年人喜欢顿顿都喝粥。粥属于流食，喝粥并不顶饱，而且营养成分远不足以维持身体所需。如果餐餐以粥为食，必然会造成营养失衡。有这种生活习惯的人最好将粥熬得稠一些，多配些蔬菜和肉类，一定要保证摄入足够的能量和营养物质。

⊙糖尿病患者要适量喝粥

粥可使血糖快速升高。糖尿病患者容易饿，喝粥后会饿得更快，因此建议少喝粥，每次一小碗即可。

⊙冰粥宜少喝

冰粥冰凉清爽，可以快速解暑，但是它不适合老人和孩子。过量进食冰粥可能影响肠胃功能。健康的人也应该少喝。

小贴士 TIPS

熬粥小窍门

冷水浸泡。熬粥前先将米粒用冷水浸泡30分钟，让米粒膨胀，从而节省煮粥的时间。

开水下锅。用开水煮粥节省时间，而且不会煳底。

掌握火候。先用大火煮开，再转文火熬30分钟，粥的浓香便出来了。

文火后点油。煮粥转入文火后10分钟，加入少许油，这样熬成的粥色泽光亮，入口鲜滑。

汤泡饭——更容易消化？

汤泡饭表面上不用咀嚼，节省时间，但是汤泡饭的消化过程与正常米饭的消化过程大相径庭。

汤泡饭，顾名思义，就是用汤来泡饭，是汤和饭的混合体。由于它含水分较多，松软，容易下咽，很多老年人都喜欢用它来代替正常米饭，一些父母也会经常选择汤泡饭来喂孩子。人们通常认为汤泡饭松软，更利于消化，事实完全不是这样的。

米饭的消化过程

人在进食时，首先经过口腔的初步消化。牙齿将食物磨成细小的颗粒，唾液腺分泌唾液，舌头将唾液与小颗粒混合，唾液中含有一种酶，便于食物进入肠胃后的消化。同时，食物会刺激舌的味觉神经，反射到大脑，使大脑发出指令，命令胃、肠、胰腺等部位做好接受食物的准备。接到“命令”后，胃液、肠液、胰液相继分泌，胃肠蠕动增强，从而加速胃肠道对食物营养的消化吸收。食物经过胃肠，有用物质被分解吸收，剩下的代谢废物经肾脏排出体外。

汤泡饭，嚼不烂

汤泡饭表面上不用咀嚼，节省时间，但是汤泡饭的消化过程与正常米饭的消化过程大相径庭。饭和汤水混在一起，食物未经咀嚼，直接滑进胃里。一方面没有足够的唾液中的淀粉酶对食物进行消化，另一方面未经充分咀嚼的汤泡饭进入胃里势必会加重肠胃的负担，食物中的养分不能被彻底吸收。如此，排出体外时，又会加重肾脏的负担。

也许有人会说，汤泡饭对人体健康的损害这么大，那是不是连汤都不能喝了？汤泡饭和饭前喝汤不是一回事。吃饭前少喝几口汤，可以湿润口腔和食道，使肠胃慢慢活跃起来，对消化食物很有帮助。当然，汤也不能喝太多，否则会起到稀释胃液的作用，反而降低消化能力，引起消化不良。

一般的人食用汤泡饭都会对身体不利，老人和小孩尤其不宜食用汤泡饭。老年人应该尽量通过咀嚼进食，对正处于生长发育期的孩子来说，食用汤泡饭的危害更大。因为长期食用汤泡饭不仅会影响肠胃的消化功能，还会使咀嚼功能减退，咀嚼肌萎缩，严重者甚至影响成年后的脸形。

豆类——小豆子大功效

黄豆是豆类中营养价值最高的，含有多种微量元素及维生素。而且，黄豆所含氨基酸比较全面，尤其是赖氨酸，补充了粮谷类赖氨酸不足的缺陷。

豆类营养综述

豆类包括大豆类和其他豆类，是人类的重要食物之一。

⊙蛋白质

大豆平均含蛋白质30%～50%，是粮谷的3～5倍，多于牛肉中的含量。其氨基酸的组成和配比较适合人体需要，是与粮谷蛋白质互补的理想来源。其所含的8种人体必需氨基酸中，除了蛋氨酸略低外，其余的几乎与动物性蛋白质相似，且含有较多的赖氨酸。

大豆蛋白质消化率因烹调加工方式不同而有明显差别，煮整粒大豆蛋白质为65.3%，豆浆为84.9%，豆腐为92%～96%。

⊙脂肪

大豆平均含18%的脂肪，其中84.7%为不饱和脂肪酸，饱和脂肪酸仅占15.3%。脂肪酸中55%为亚油酸，此外，含21%的油酸、9%的棕榈酸、6%的硬脂酸以及少量的其他脂肪酸。磷脂约占1.5%，其中主要是大豆磷脂，含量高于鸡蛋。

⊙碳水化合物

碳水化合物在大豆中约占25%，其中一半左右为淀粉、阿拉伯糖、半乳聚糖和蔗糖等。另一半是一类能形成黏质半纤维素的物质，如棉籽糖，这些物质存在于大豆细胞壁中，不能被消化吸收，属于无效糖，在肠道中经细菌作用可发酵产生二氧化碳和氨，引起腹部胀气。

⊙矿物质和维生素

大豆含有丰富的磷、铁、钙，每100克中含有磷571毫克、铁11毫克和钙36毫克，均明显多于粮谷类。维生素B_1、维生素B_2和烟酸等B族维生素含量也比粮谷多数倍，并含有一定量的胡萝卜素和维生素E。

黄豆

黄豆是豆类中营养价值最高的，含有多种微量元素及维生素。而且，黄豆所含氨基酸比较全面，尤其是赖氨酸，补充了粮谷类赖氨酸不足的缺陷，所以黄豆被称为“豆中之王”、“绿色乳牛”。黄豆是辅助治疗女性更年期综合征的最佳食物，它含有的植物雌激素与人体中产生的雌激素在结构上非常相似。黄豆中的膳食纤维能够加快食物通过肠道的时间，预防便秘。

黄豆可制成豆浆，还可以制成豆腐。在制作豆浆时要注意，余留的豆渣不宜丢掉，因为里面含有大量的膳食纤维和多糖，可以用豆渣混合面粉制成小饼，既不会浪费又能吃到营养全面的食物。

黄豆适宜糖尿病、心血管病以及癌症患者食用，也适宜脑力工作者食用。生的黄豆和夹生的黄豆都不宜进食，因为其中含有胀气因子，易导致胃肠不适。而且，消化不良、有慢性消化道疾病的人不宜多吃黄豆，以免造成腹胀。

小贴士 TIPS

豆制品更好消化

豆类中含有一种多糖物质，这种物质会使人体产生胀气，但只有生吃豆子才会这样。将豆子研磨，加工制成豆制品就不存在这个问题了。因为在加工过程中，要将豆子高温加热，在高温过程中，使人体胀气的多糖物质会被破坏掉。虽然豆制品的营养不次于大豆，又去除了胀气的隐患，但需要提醒大家的是，如果油豆腐这些油炸豆制品吃得多了，那油的摄入就超了。

绿豆

绿豆所含的蛋白质、磷脂等成分都有兴奋神经、增进食欲的作用。

绿豆的食用方法很多，其中将绿豆直接熬煮成汤是常见又制作简单的一种方法。绿豆汤是夏季防暑降温的佳饮之一。

黑豆

黑豆营养丰富，其中所含的赖氨酸接近人体需要的比例，易于被人体吸收。黑豆的最大特点是含有植物胆固醇，植物胆固醇不仅能被人体吸收，而且能够抑制人体对胆固醇的吸收，因此是老年人预防心脑血管疾病的理想食物。黑豆中的钾可以平衡酸碱，排除体内多余的钠，有效预防高血压。最为重要的是，黑豆中的异黄酮是一种植物雌激素，对防治老年性骨质疏松症有非常好的功效。

黑豆既可煮成粥，也可与其他谷类搭配制成豆浆。食用黑豆时不要去掉皮，因为黑豆皮中含有花青素，是非常好的抗氧化剂，能帮助清除人体内的自由基。在食用黑豆时，要特别注意煮熟煮烂，否则会产生腹胀。

健康喝豆浆

豆浆是一种老幼皆宜的食品，有“植物奶”的美誉。豆浆中含有丰富的优质蛋白质、不饱和脂肪酸、异黄酮、卵磷脂等营养成分，还富含矿物质及微量元素。

禽蛋肉篇

火腿肠——方便美味又健康？

选择新鲜的肉类，也可以做出许多风味绝佳的菜肴，还不会存在防腐剂、染色剂的问题。

电视上的火腿肠广告铺天盖地，超市里的火腿肠试吃台比比皆是，千种品牌万种风味的火腿粉墨登场，消费者蜂拥而上……我们不得不承认火腿肠的魅力！上班族、儿童、老人，都喜欢吃火腿肠，因为它方便，因为它味美。但是，火腿肠健康吗？

火腿肠并非毫无营养

火腿肠是以畜禽肉为主要原料，加以各种食品添加剂制作而成。它的主要特点是肉质细腻、鲜嫩爽口、携带方便、保质期长。火腿肠中含有人体生命活动所必需的蛋白质、脂肪和碳水化合物以及丰富的维生素A、维生素C等，还有大量的矿物质，如钙、铁、硒、钾、钠等，有些矿物质甚至是人体自身不能合成的。应该说，火腿肠也并非毫无营养。

从制作过程了解食用火腿肠的风险

要问大家，火腿肠是健康食品吗？相信大部分人的答案都是否定的，大家都知道肉类的加工程序复杂，安全卫生都不能保证。了解一下火腿肠的加工过程，将会让你更加明确火腿肠是不能多吃的。

按理说，制作火腿肠只要瘦肉和盐即可。但是，只有瘦肉和盐就没有肉应该有的香味和营养，而人们又不喜欢肥肉，解决的办法就是将脂肪加入瘦肉里。将瘦肉绞成肉酱，提取蛋白质，与盐和脂肪均匀混合。而且只有在高盐度下才能提取更多的蛋白质，所以火腿肠一般都很咸，属于高盐食品。

在肉类的加工过程中，食品安全是至关重要的环节。火腿肠的制作环境对细菌生长繁殖很有利，加工的时候，需要采用高温杀菌法。但是生产商为了保证火腿肠的风味，往往杀菌温度不足一百度，要彻底清除细菌显然远远不够，于是就必须添加防腐剂。食品的加工只是第一个环节，而在食品的包装、运输过程中，仍然可能有细菌繁衍生息。而且，防腐剂能杀死细菌，对人体自然也会有危害。现在的科技水平只不过是能够保证防腐剂不会在短期内对人体有明显伤害，并不是真正意义上的安全。

火腿肠的等级

火腿肠一般按淀粉、蛋白质和脂肪含量分级。特级产品淀粉含量≤6%；优级≤8%；普通级产品≤10%。其中，无淀粉火腿肠并不指百分之百无淀粉，而是指淀粉含量≤1%的火腿肠，并且要求其中蛋白质含量≥14%。显然，淀粉含量低的火腿肠含肉比例高，但也不是说瘦肉越多，火腿肠就越好。因为瘦肉含量太高会使火腿肠发硬，口感不好。一般也不要选择淀粉含量太高的，否则，吃火腿肠和吃淀粉又有什么区别?

小贴士 TIPS

购买火腿肠的注意事项

最好选质优的火腿肠，即淀粉含量低的。

最好选择正规品牌厂家的产品，选择标签上生产日期、保质期、厂址和电话都非常清晰的产品。

尽量选择近期生产的，因为肉食容易被氧化，越新鲜的产品越能保证食品安全。

以弹性好的肉食品为宜。这样的产品含蛋白质比例高，口味好。

肠衣上有破损的，不要购买。

火腿肠的吃法

看来，火腿肠是既有营养又有风险的食品，究竟该如何食用？首先，买回家的火腿肠要放在冰箱里保存。如果不能冷藏，就要尽快食用。另外，由于火腿肠是高油高盐食品，最好不要烧烤、炒菜或者油炸，以凉拌或直接吃为宜，更不要与方便面一起吃。吃火腿肠时要搭配新鲜的绿叶蔬菜，饭后多进食水果，以抵消高油高脂的危害。需要注意的是，孕妇、儿童、老年人和体弱者、肝肾功能不好者最好不要食用火腿肠。

小贴士

TIPS

如果发现火腿肠包装胀袋请勿食用，产品已经发生变质。

火腿肠的表面如果发黏请勿食用，产品已经发生变质。

如果吃起来感觉味道有刺激或不爽口，说明食品添加剂添加过多，最好不要继续食用。

火腿肠不宜多吃

火腿肠吃起来快捷方便，但是为了这种快捷，我们需要付出的代价却是自身的健康。选择新鲜的肉类，也可以做出许多风味绝佳的菜肴，还不会存在防腐剂、染色剂的问题。我们只需要停下脚步，自己动手烹调，既能享受厨房的乐趣，又可以品味人生的闲适，何乐而不为？倡导健康生活，从小事做起。

土鸡蛋——自然的都是最好的？

土鸡蛋和洋鸡蛋的结构是一样的，营养成分并无明显差别。只不过土鸡蛋口感要好，更受人喜欢而已。

物质生活高度发展的今天，当人们吃腻了现代化种植、养殖模式生产出来的食物，食用野菜、土鸡、土鸡蛋成为又一时尚追求。很多城里人节假日会到郊区农村挖野菜，买土鸡和土鸡蛋。在他们看来，土鸡吃的都是天然食物，自然也是最干净安全的，比起饲养厂的鸡，土鸡下的鸡蛋在营养价值上要好得多。真的是这样吗？

鸡蛋的营养价值

笼统地讲，鸡蛋的营养价值大致相似。

蛋类的蛋白质氨基酸组成与人体需要的最为接近，营养价值也很高，明显优于其他动物性蛋白；蛋白质在蛋黄中的含量明显高于蛋清，约98%的脂肪也存在于蛋黄中，且消化率很高。

应注意的是，蛋黄中含胆固醇较高。对于已经出现高胆固醇血症者，可以隔日吃一个煮鸡蛋，相当于每日半个鸡蛋黄。

小贴士 TIPS

鸡蛋的四种做法

煎鸡蛋：忌用大火，否则蛋白质会被破坏分解掉。应掌握火候，尽量炸嫩点。有人认为煎鸡蛋煎成糖心的最好，其实不然。因为鸡蛋如果没有煎熟，生蛋中一些东西反而不易被吸收。另外，鸡蛋壳是有气孔的，里面有很多细菌，鸡蛋如果没有煎熟，会导致肠胃炎症。

蒸鸡蛋：搅拌均匀后再放入油盐，否则蛋白质受到破坏，蒸出来的鸡蛋口感会很差。

煮鸡蛋：煮8～10分钟为宜。若煮得太生，蛋白质没有松解，不易被人体消化吸收。若煮得太老，蛋白质结构由松变得紧密，同样不易被消化吸收。

炒鸡蛋：炒鸡蛋能很好地保留鸡蛋中的蛋白质，但注意不要放太多油。

正确认识蛋黄中的胆固醇

尽管鸡蛋被公认是营养食品，近年来还是遭受过一段时间的冷落。原因是大众认为鸡蛋黄中含有较高的胆固醇，而胆固醇过高会引发心脑血管疾病。但是，鸡蛋中的胆固醇含量真的高到影响人体健康吗？

根据食物成分表，重60克的鸡蛋约含胆固醇308毫克，而营养学会推荐的成人每日摄入量约300毫克，从这组数字上看，并不能说鸡蛋中胆固醇含量过高因而不能食用。

鸡蛋黄确实含有较高的胆固醇，但不代表含有胆固醇就会令人体内的胆固醇升高。很多吃素的人，胆固醇也超标，而很多吃肉的人胆固醇水平反而正常。人体胆固醇有两个来源，一个来源于吃，就是食物摄入的；另一个是人体肝脏产生的。如果我从食物中摄入的胆固醇量很大，那么肝脏产生的就会少，自动就会下调。反之，如果摄入的很少，甚至是零，外源性胆固醇没有了，肝脏就会加大自身胆固醇的制造。而外源性胆固醇，也就是吃进去的占的比率不到30%，体内自我生产的占到70%～80%。所以说，吃鸡蛋吃出一高胆固醇，就不可信。

还需要认识到的是，膳食中的胆固醇并不是越低越好。人体血液中的胆固醇是非常重要的。胆固醇是人体细胞的重要成分，是很多重要激素和维生素合成的前提。缺少胆固醇会导致一系列健康问题。而人体内的胆固醇靠膳食摄入和自身合成这两个来源，如果膳食中摄入不足，就要靠自身合成。打破这个平衡，必然对健康不利。而且，为避免胆固醇的摄入而拒绝某些食品，拒绝的不仅是胆固醇，还有更多的营养物质，显然是得不偿失的。

土鸡蛋与洋鸡蛋的结构是一样的

现在一般把散养、吃野食的鸡叫土鸡，吃饲料长大的叫洋鸡，市场上卖的土鸡蛋则是人工饲养、既吃饲料也吃野食的鸡下的。人们普遍认为土鸡蛋要比洋鸡蛋更有营养，因为土鸡是在树林中、草地上自由觅食，而洋鸡则是吃饲料长大，饲料里又会含些激素、抗生素等对人体不利的化工药物。这个说法是有道理的，土鸡在自然环境中生长，呼吸新鲜的空气，生长周期长，含水分少，不会有激素和抗生素残留，而且土鸡蛋蛋黄大，味道香，口感更好。

但是事实上，土鸡蛋和洋鸡蛋的结构是一样的，营养成分并无明显差别。只不过土鸡蛋口感要好，更受人喜欢而已。反倒是有些不适合增加脂肪的人，最好不要选择土鸡蛋。

人们在购买鸡蛋时还有一个普遍的误区，就是凭借蛋壳来判断鸡蛋的营养价值。其实外壳具有欺骗性，外壳是外在的东西，内在的东西并不由外壳决定。在鸡饲料里添加某些东西可使蛋壳颜色鲜艳，但是鸡蛋的营养价值是不会发生变化的。所以，鸡蛋的营养成分和外壳颜色是没有关系的，柴鸡蛋也不一定是某种特定颜色的鸡蛋。

与鸡蛋相关的几个误区

⊙“乌鸡蛋营养价值高”

乌鸡蛋比较少见。但从营养素的角度分析，和普通鸡蛋是没有什么区别的，只不过口感较好。口感近似，营养近似，可价格差了几倍，完全没有必要一定买乌鸡蛋。科学地吃，吃一块钱一个的鸡蛋和一百块钱一个的鸡蛋没有什么区别。

⊙“毛鸡蛋营养高”

毛鸡蛋，又叫死胎蛋，也就是在孵化过程中没有孵化成小鸡的鸡蛋。说白了，就是“胎死腹中”。有人认为毛鸡蛋营养价值高，其实这是误导。在胚胎发育过程中，鸡蛋中的营养成分已供胚胎发育了，因此毛鸡蛋中的蛋白质含量非常少。而且，死胎蛋中的细菌较多，加热不够很容易导致细菌中毒，还是少吃为妙。

⊙“松花蛋可以像普通鸡蛋一样，每天吃一个”

咸鸭蛋、五香蛋、松花蛋，这类经过特殊加工的蛋有一定的营养价值，可以食用。但这类蛋在加工过程中存在一定问题，比如松花蛋，要加石灰，加盐，还有泥等。如果包裹的泥污染大，会有几亿个细菌。吃前一定要蒸一下，达到消毒的作用。推荐大家一天吃一个完整的鸡蛋，可不是推荐每天吃一个完整的松花蛋。

小贴士 TIPS

如何挑选鸡蛋

首先，别被颜色迷惑，如果密封了，看保质期，选七天以内的，越新鲜越好。如果是散装的，可以摸，可以掂。先看，外壳上不能有污点，之后摸，要选皮比较粗糙的，特别光滑的有可能是陈鸡蛋。如果有光，可以对着光看，新鲜的鸡蛋有透光性。摇晃摇晃没有声音，这样的鸡蛋新鲜。放入水中沉底的就是新鲜的，要是浮起来了，就必须扔掉了。

海鱼——并不是吃得越多越好

吃海鱼，不是多多益善。如今的环境污染问题极其严重，即使是在大自然中生长的动植物，也很有可能会受到环境污染的危害，在体内富集对人体不利的物质。

鱼类的营养成分

鱼，有淡水鱼和海鱼之分。淡水鱼，常见的有鲫鱼、鲤鱼和草鱼；海鱼常见的有带鱼、大黄花鱼、小黄花鱼、金枪鱼、三文鱼等。鱼类中含有丰富优质的蛋白质，且脂肪含量低，仅占鱼肉的1%～4%，一般为不饱和脂肪酸；鱼类中还含有大量的钙、铁、磷等矿物质和维生素A、维生素D、烟酸等。鱼类肉质细嫩，其所含的营养价值极易被人体吸收。

一般来说，海鱼比淡水鱼更有营养，味道也更胜一筹。这主要是因为海鱼比淡水鱼游动范围更广，力度更大，使得它的肌肉更结实而富有弹性，味道更鲜美。

海鱼的食疗价值

深海鱼中含有丰富的二十碳五烯酸（EPA）和二十二碳六烯酸（DHA）等Ω-3不饱和脂肪酸，这些都是人体必需的营养物质。其中，EPA可使血脉扩张，血小板聚积，改善血管通透性。DHA具有控制血脂的作用。二者都可以促进脑细胞发育，防止冠脉痉挛和动脉粥样硬化。

海鱼中最常出现在人们餐桌上的即黄花鱼和带鱼。其中，黄花鱼每100克含蛋白质17.6克，还含有铁、钙、磷、维生素等，且含有的丰富微量元素硒。

吃海鱼，以清蒸或者清汤涮为宜。这样能最大限度地保留鱼的营养成分，使其发挥功效。

海鱼，不是吃得越多越好

海鱼以其鲜美的味道和丰富的营养价值捕获了众人的胃口。但是，海鱼真的是吃得越多越好吗？似乎有必要考虑一下海鱼的安全问题。众所周知，海洋中也存在环境污染，包括重金属污染、难降解有机污染物等。通过食物链的富集，鱼类特别是位于食物链顶端的食肉鱼类，必然会受到严重影响。铅、镉、汞等在鱼类体内聚集，其浓度甚至达到水中的数百至数千倍。如果这些物质进入人体，将会严重损害人体健康。

因此，我们在利用海产品的营养价值时，也要认清受到污染的海鱼对健康的潜在危害。吃海鱼，不是多多益善。如今的环境污染问题极其严重，即使是在大自然中生长的动植物，也很有可能会受到环境污染的危害，在体内富集对人体不利的物质。人们不能一味地相信大自然中的就是最好的，如果不加选择地食用，可能会带来意想不到的疾病。

小贴士

TIPS

如何吃鱼更健康

不吃或少吃鱼头、鱼皮和内脏。因为污染物一般蓄积在肝、肾、肺等内脏组织，肌肉中含量较低。比如，镉在鱼类中的富集部位表现为内脏＞骨骼＞鳃＞肌肉。

尽量食用体积较小的鱼类。因为体积较大的肉食性鱼类处在食物链较高阶层，体内富集的污染物较多。

搭配吃些蔬菜、水果。在吃海产品的同时吃些西兰花、西红柿、香菇、苹果等蔬菜和水果，有利于污染物的排出。

红肉与白肉，到底哪个更好？

红肉与白肉都是肉类，都富含蛋白质等营养成分。但是，红肉与白肉相比较，二者在脂肪含量上有明显差别。

红肉与白肉的分类

红肉，主要是指烹饪前呈现红色的肉，包括猪肉、牛肉、羊肉等，这是因为哺乳动物中含有肌红蛋白，肌红蛋白用来传输氧；而烹饪前为白色的肉叫白肉，比如鸡、鸭、鱼、贝等。当然，这种分类方法也是有漏洞的，比如三文鱼本身也是红色，但它属于白肉。红肉的特点是肌肉纤维粗硬、脂肪含量较高，而白肉肌肉纤维细腻，脂肪含量较低。

红肉与白肉都是肉类，都富含蛋白质等营养成分。但是，红肉与白肉相比较，二者在脂肪含量上有明显差别。首先，红肉中脂肪含量高，尤其是猪肉。每100克猪肉中脂肪含量高达30.3克，而100克鸡肉中脂肪的含量仅10克左右，只是猪肉的1/3。即使是瘦猪肉，所含的脂肪还是很高的。二是红肉的脂肪多为饱和脂肪，不饱和脂肪的含量却比较低。如牛肉中的不饱和脂肪仅占脂肪总量的6.5%，而在鸡肉的脂肪中，不饱和脂肪占24.7%，是牛肉的近四倍之多。

大家都知道，红肉含有较高的饱和脂肪，是很多疾病的罪魁祸首。调查显示，红肉摄入量高的地区，居民的冠心病发病率和死亡率都高。既然如此，红肉是不是就不能吃了呢？

红肉也能吃，但最好以白肉代替红肉

前面说过，红肉之所以呈红色，是因为含有肌红蛋白。与白肉相比，红肉中富含铁、锌等微量元素以及维生素B_{12}、烟酸、维生素B_1、维生素B_2和磷等。这些成分对人体的健康至关重要，尤其是正处于生长发育期的孩子。对于基本不食用红肉的人来说，应该加强其他的补铁方式。

每天吃红肉量控制在100克以内。经过加工的肉质食品添加了防腐剂，容易滋生细菌，食用后患病风险更大。而如果每周吃2～4次鱼，则会降低患癌症的危险。因此，最好以白肉代替红肉，适量补充新鲜的、经过蒸煮的红肉。

改善饮食结构，预防癌症

为了预防癌症，人们最好改善饮食结构，红肉不能多吃，此外要多食水果和蔬菜。蔬菜、水果对人体起着始终如一的保护作用。特别是胡萝卜、西红柿、十字花科蔬菜、大蒜、洋葱、土豆、柠檬、葡萄、大豆、浆果类等，它们大都含有丰富的维生素抗氧化剂、矿物质等。蔬菜还能补充人体所需的多种矿物质和大量纤维素，而纤维能促进肠道蠕动，帮助及时排出粪便及大量有毒物质。

小贴士 TIPS

在家做红肉时，可以先将红肉略煮，然后放入冰箱冷冻至白色的脂肪凝固，然后将白脂去除，重新烹调，可极大降低脂肪摄入；吃红肉时搭配粗粮，能降低胆固醇的摄入。

猪身上不同部位所含的脂肪量也不同。想少摄入脂肪，选猪前后腿肉、里脊肉要比五花肉、梅花肉（上肩肉）好；选牛腿肉、牛腱比选牛小排好。

盘点吃肉的种种误区

⊙“海鱼好，要多吃，趁着新鲜吃”

总的来说，鱼肉要比牛羊肉好。首先，鱼肉的蛋白质非常好消化；其次，鱼的脂肪总量少，类型很好。而且深海鱼中所特有的Ω-3脂肪酸可预防心脑血管疾病。但并不是说鱼肉好，就要多吃。深海鱼中有一种物质叫嘌呤，它在深海鱼中的含量比在河鱼中的含量多得多。这个东西在体内代谢成尿酸。尿酸在体内蓄积多了，就会导致内分泌紊乱，导致血尿酸增高。之后，还会引起痛风甚至痛风性肾病。海鱼一周可吃两次，一次不超过半斤，烹饪方法以清蒸为最佳。趁着新鲜吃的说法也太过绝对，譬如生鱼片可以吃，但是一定要处理好，因为现在鱼的污染很严重。据我国对南方淡水鱼的调查，鱼身上沾着细菌和寄生虫的比例很高，有的甚至高达60%~70%。这些细菌寄生虫通过高温是可以杀灭的，所以吃熟的安全。

此外，建议大家做鱼前，最好用清水泡一泡。因为鱼刚刚杀死，身上的细菌寄生虫并没有死，泡一泡，静止一段时间后，细菌死亡的就多了，而且鱼肉的口感也会好一些。

⊙“鸭子很容易出油，尽量不吃”

很多人持有这种观点：鸭子，尤其是烤鸭，出油很多，因此要少吃。但烤鸭又非常美味，喜欢的人很多。所以说鸭肉让人又恨又爱。对于如何吃鸭肉，我们要客观看待。鸭肉的好处是容易消化，味道可口；鸭肉里的脂肪油和橄榄油成分相近，不饱和脂肪酸含量比较高，因此鸭肉还是不错的。对于鸭肉的高脂肪，我们可以控制一下，譬如每次吃烤鸭时不要吃太多，也不要经常吃。麻辣鸭脖这类食物，也不能常吃。此外，在做鸭肉时，尽量选择低油的方法烹制，鸭汤尽量少喝，因为里面的营养不高，脂肪含量却很高。

⊙“猪肉越鲜红越新鲜”

这纯粹是误区，因为在自然情况下，猪肉不可能呈现鲜红的颜色。新鲜的猪肉是淡红色、粉红色，时间长了会变成暗红色、褐红色。如果猪肉呈鲜红色，肯定是用了一些违禁的东西，比如硼砂，硼砂对人体是有害的，摄入超过一定量会致癌、致死；还有些人用一氧化碳包装猪肉，使肉色鲜红；还有用亚硝酸盐使肉色鲜艳，但亚硝酸盐是致癌物质。

只要不吃肥肉，就不会长胖？

不只是摄入脂肪会使人发胖，当能量有剩余时，糖类、蛋白质都会转化成脂肪储存起来。

很多人听到肥肉，就立即想起肥胖。在潜意识里，大家认为吃肥肉就会变胖，因为肥肉里脂肪含量高。所以很多人宁愿奋力抵抗肥肉之香的诱惑，以免增加体重。肥肉真的是肥胖的罪魁祸首吗？不吃肥肉就不会发胖了吗？可是，生活中也有很多不吃肥肉的人患了肥胖症。显然，肥胖不能归因于肥肉。

导致肥胖的因素

所谓肥胖，是因为人体摄入的能量远大于支出的能量，多余的能量堆积形成脂肪，储存在皮下组织，导致体重超标。不只是摄入脂肪会使人发胖，当能量有剩余时，糖类、蛋白质都会转化成脂肪储存起来。

从饮食上讲，大量吃糖的人、喜食高脂肪食品的人，都会发胖。从运动上讲，体力劳动很少、锻炼不多的人，消耗能量少，也容易发胖。有人总结了四个字，来形容导致肥胖的原因："汤、糖、躺、烫"，说是喜欢喝油水大的汤，好吃糖，餐后爱躺着不动，偏爱容易吸收的热食者容易变胖，就是这个道理。

不吃肥肉不等于不长胖

肥肉中含有的脂肪固然很高，但是脂肪也是人体必需的营养素。脂肪可以促进脂溶性维生素A、维生素K、维生素E、维生素D的吸收和利用。长期戒食脂肪，易引起脂溶性维生素缺乏症，影响视力、凝血和骨骼生长。而且肥肉中的脂肪是人体热量的来源之一。真正致人肥胖的原因是体内能量过剩，就算是不吃肥肉而摄入太多其他营养物质，也会转化成脂肪，导致肥胖。

小贴士 TIPS

用文火炖肥肉，可以降低饱和脂肪的含量，提高不饱和脂肪的含量。而且，这个过程会使得维生素等营养物质更容易被人体消化吸收，炖好的肉尤其适合老年人食用。

肥胖的危害多多

⊙肥胖易导致高血压

肥胖的人血液总容量增高，心脏输出量增多，且胰岛素水平高于正常人，容易刺激交感神经功能，使血管收缩，造成血压升高。此外，肥胖容易合并高脂血症和糖尿病，使动脉硬化的风险提高，导致血压进一步升高。

⊙肥胖容易导致高脂血症

肥胖的人有可能表现为高胆固醇血症、高甘油三酯血症、低密度脂蛋白和极低密度脂蛋白异常升高，而高密度脂蛋白反而降低，造成高脂血症。久而久之，会有动脉粥样硬化的危险。高脂血症还会造成脑血管硬化，容易发生脑卒中。

⊙肥胖者容易发生脑血管意外

肥胖使大脑出血的可能性大大增加。据调查显示，肥胖者发生脑血管意外的概率远远高于正常体重者，腹部肥胖者更为严重。

⊙肥胖与心脏病

肥胖者心绞痛和猝死的发生率较体重正常者高4倍。这是因为超标的体重会增加心脏的负担，造成心脏损害。体重降低，患冠心病的风险也会减小。

⊙肥胖者易呼吸困难

肥胖程度较轻的对于呼吸的影响不是很明显，仅在呼吸功能检查时有异常表现。肥胖严重的则有可能明显气短。因为他们的胸壁大量沉积脂肪，减弱了呼吸肌的功能，使呼吸负担明显加重。

⊙肥胖与脂肪肝

显然，肥胖者体内脂肪过高，因此也会很容易引发脂肪肝。

⊙肥胖者易引发糖尿病

肥胖是2型糖尿病的主要诱因之一。长期肥胖的人患糖尿病的概率特别大，腹部肥胖者患糖尿病的概率远高于臀部肥胖者。

科学减肥

减肥，就是要求体内摄入的能量低于消耗的能量。因此，控制体重要从两方面着手：饮食和运动。

饮食，一般可以遵循少量多餐的原则。减肥者要以高优质蛋白、适量的碳水化合物和限制脂肪的食物为主。主要选择蔬菜类、水果类、豆制品类，适量选择蛋类、奶类、粮食类，少食用油脂类。补充蛋白质以白肉为优，如鸡、鸭、鱼、贝类；粮食可以粗细粮搭配，每天选用一些玉米面、燕麦、荞麦、小米，既能饱腹，产能量又少；注意选择含糖量较低的蔬菜水果，如大白菜、冬瓜、苦瓜、白萝卜等。烹调少放油，以减少心脏、肾脏的负担。

单靠饮食来减肥是不长久的。摄入能量就必须要支出能量，这就要求我们要多锻炼多运动，甚至参加一些体力劳动，都对减肥有好处。锻炼身体还能提高人的抵抗力、免疫力，何乐而不为？

减肥的误区

时下流行很多减肥的方法，比如以蔬菜代替主食，以土豆代替主食，不吃早餐法、素食、以水果酸奶代替正餐，等等。这些方法都是不科学的，不但不能起到减肥的作用，时间长了还可能因为营养物质得不到补充而诱发很多疾病。真正的减肥要遵循减肥之道：少吃多运动，但前提是一定要保证膳食均衡，营养充分。

小贴士 TIPS

给减肥支招

餐后喝茶，既可补充水分和营养物质，又利于脂肪消耗，达到减肥目的。

冬瓜、白薯既有营养又能促进消化，有助于减肥，可以多取其作为菜肴。

动物油——要健康就应将它拒之门外?

适量的来自动物油的饱和脂肪酸对维护人体健康是非常必要的。

随着社会物质生活水平的不断提高，膳食种类也越来越丰富，多得让人无从选择。作为烹调菜肴必不可少的油，也一度让人迷惑不已。植物油、动物油，吃哪种油更健康?

油——烹调的必需品

人的一生，以70岁寿命计算，所进食的油可高达1吨，甚至更多。如此大量的油进入人体内，它对人的健康产生的影响是不容忽视的。但是，没有油就成不了佳肴，没有油也就没有健康的身体。食用油不仅供应能量，还供应人体必需的脂肪酸。缺乏这些必需的脂肪酸，会导致生长迟缓、生殖力下降、皮肤容易感染及伤口愈合不良等问题。食用油还可协助脂溶性维生素A、维生素D、维生素E、维生素K和胡萝卜素的吸收。这些脂溶性维生素溶于食物油脂中，并随同油脂在肠道中被吸收。不吃油或油脂消化吸收障碍时，往往会发生脂溶性维生素不足或缺乏症。

过食油——多种疾病的根源

油是必需的，每餐都要摄入，没有油，菜就没有了任何味道。

正是被油的香味所诱惑，很多人吃油过量。而众所周知，不知不觉中吃进去的油，可能会造成血脂增高和肥胖，并由此引发糖尿病、心脏病等疾病。如果采用油炸等方式烹调食物，更会引发癌症。看来，油真是让人又爱又恨。营养学会推荐的健康人每日食用油量不宜超过30克，以不饱和脂肪酸含量高的为宜。

动物油——不能拒之门外的油

动物油，主要指猪油、牛油、羊油、鸡油、鸭油等，因为所含饱和脂肪酸较高而不受人待见。但是，要注意的是，适量的来自动物油的饱和脂肪酸对维护人体健康是非常必要的。动物油所含有的饱和脂肪对人体有着重要的生理功能，是人体正常代谢不可缺少的原料。

不过，动物油中的饱和脂肪的确比植物油中的不饱和脂肪更容易黏着在血管壁上，导致动脉硬化、冠心病等心脑血管疾病。尤其是牛油、羊油、猪油，不宜多吃。

动物油与植物油交替食用最健康

植物油最大的优势就在于它所含不饱和脂肪比较高，不会黏着在血管壁上对人身体不利。但是，如今市场上的植物油，恐怕也没有那么值得你信赖。长期食用植物油会促使体内过氧化物增加，与人体蛋白质结合形成脂褐素，并在器官中沉积，使人衰老。此外，过氧化物增加会影响人体对维生素的吸收，增加乳腺癌、结肠癌的发病率。过氧化物还会在血管壁、肝脏、脑细胞上形成沉积，引起动脉硬化、肝硬化、脑血栓等疾病。

从这个角度讲，动物油（鱼油除外）中含有对心血管有益的多烯酸、脂蛋白等，可改善颅内动脉营养与结构，抗高血压和预防脑中风。猪油等作为脂质还具有使人有饱腹感、保护皮肤、维持体温、保护和固定脏器等功能。

因此，最科学的吃油方法即各类油交替食用。

小贴士 TIPS

对于中老年人以及患有心血管疾病的人来说，要少吃动物油，以植物油为主，有利于身体健康；

为避免动物性脂肪摄入过多，膳食中除猪肉外，应注意适当选一些脂肪含量低的肉类，如鸡肉、鱼肉等，肉食也应多样化。

食盐——多吃对人体无害?

人体内摄入过多的钠盐，肾脏不能及时排净，钠在体内长期积累，就会直接影响副肾皮质激素等内分泌激素的调节作用，致使血管对各种升压物质敏感性增加，引起细小动脉痉挛，导致血压升高。

和食用油一样，食盐是制备菜肴的必需品。炒菜不放盐简直是没法想象，尤其对于口味重的人来说，盐味不足的菜根本无法下咽。那么，吃盐过多会不会对身体产生不利影响呢?

食盐——调味必需品

食盐，是人类最古老的食品之一，也是自然界最为恒定、变化最小的食物。它被称为“百味之宗”和“调味之王”，能够赋予菜肴以鲜味，还能解腻、除膻、去腥，有些人甚至熬粥时也要加入少许食盐。食盐的主要成分是氯化钠，现在市场上又出现了加入钾的食盐。食盐的主要作用是维持细胞内外渗透压，维持体内酸碱度平衡。

吃盐过多，危害极大

食盐中的钠离子是人体必需品，除了维持渗透压之外，还用来维持正常的肌肉神经的兴奋状态等，是维护机体正常代谢活动、保护人体健康的重要物质。

⊙吃盐多，高血压

人体内摄入过多的钠盐，肾脏不能及时排净，钠在体内长期积累，就会直接影响副肾皮质激素等内分泌激素的调节作用，致使血管对各种升压物质敏感性增加，引起细小动脉痉挛，导致血压升高。大量的调查结果也表明，高盐饮食的人群高血压的发病率明显高于低盐饮食的人群。

⊙吃盐过多易导致钙流失

人体每天摄入的钠要通过肾随着尿液排出体外。每排泄1 000毫克的钠，大约耗损26毫克钙。若摄入盐过多，就需要更多的钙离子与钠离子竞争排出体外。

⊙钠盐易吸收水分

1克食盐将吸收200～300毫升水分。吃盐越多，体内会有大量水分滞留，血容量增多，血管阻力增大，血压也会升高，心脏、肾脏的负荷越大，机体正常的新陈代谢被打乱，就容易出现水肿、心脑血管意外衰竭等，危害极大。

高钾低钠盐——补钾避钠的选择

针对过食盐带来的健康危害，市场上出现了高钾低钠盐，它的主要成分是钾离子而非钠离子。钾离子对心脑血管的保护有一定作用，对控制血压也有一定好处，因此，不妨选用高钾低钠盐来避免食盐过多的害处。

八招教你避免过多摄入钠盐

每人每餐食盐不超过3克，全天总量不超过6克。

高盐食物尽量少吃，如酱油、榨菜、咸菜、黄酱等。

利用蔬菜本身的风味来调味，例如将青椒、西红柿、洋葱、香菇等和味道清淡的食物一起烹煮，比如西红柿炒鸡蛋，可起到相互协调的功效。

利用葱、姜、蒜等经油爆香后所产生的油香味，来增加食物的可口性，譬如葱油鸡等。

在烹调时，利用白醋、柠檬、苹果、菠萝等各种酸味调味汁，来增加食物的味道，如在煎烤食物上挤点柠檬汁。

采用易保持食物原味的烹调方法如蒸、炖等，吃出食物的真味。

醋有降低对盐需求的作用。烹调时使用糖醋调味，可相对减少对咸味的需求。

采用高钾低钠盐代替普通食盐。

小贴士 TIPS

吃盐注意事项

少买，及时吃。优质食盐具有以下特点：颜色洁白；结晶整齐一致，坚硬光滑，呈透明或半透明的形态；不结块无杂质；无气味，具有纯正的咸味。

炒菜忌高温时放碘盐。最好是出锅前加盐，这样碘的利用率最高。凉拌时盐的利用率几乎达到100%。

忌长时间敞口置于空气中。用完后应该密封保存。

橄榄油——怎么吃才健康？

橄榄油中的脂肪以不饱和脂肪酸为主，易消化吸收。

现如今，橄榄油已被越来越多的人所熟知。它既是一种食品，也是一种护肤品。有人会好奇橄榄油真的有传说中的那么奇妙吗？与欧美国家相比，橄榄油在中国的食用还不算很普及。

橄榄油的益处多多

⊙激发食欲，促进消化

用橄榄油烹调的食物，带有特殊的、略带橄榄味的芬芳，令人食欲大增。从淡到重，从稀到浓，从甜到辣，样样菜肴均适用。而且，研究还发现进食橄榄油可减少胃酸分泌，降低十二指肠溃疡的患病风险，并可刺激胆汁分泌，激化胰酶的活力，使油脂降解，减少胆囊炎和胆结石发生的风险。同时，橄榄油的消化率在食用油中也算是最高的。

⊙预防高血压、动脉硬化

由于橄榄油中的脂肪以不饱和脂肪酸为主，易消化吸收，不会附着在血管壁上，也不会引起胆固醇浓度的升高，在一定程度上起到了预防高血压、高血脂、冠心病等心脑血管疾病的作用。

⊙高效的抗癌剂

橄榄油中含有一些重要的抗氧化物质，如角鲨烯、黄酮类物质和多酚化合物等。其中，多酚对预防心脏病和癌症有一定作用。多酚还可与角鲨烯等物质聚合，延缓甚至阻断结肠癌和皮肤癌细胞的形成；并具有降低血液黏稠度、预防血栓形成的功效。

动物油、植物油、橄榄油，究竟该如何选择？

大家都知道动物油中含有较多的饱和脂肪酸，与动物油相比，植物油要健康得多。但光吃植物油会促使体内过氧化物增加，引发动脉硬化、肝硬化、脑血栓等疾病。而橄榄油中的饱和脂肪酸含量较低，不饱和脂肪酸含量高，在预防高血压、心脑血管疾病等方面都有很大的功效。显然，选择橄榄油要优于植物油。

可以每周用2～3次橄榄油，适当地与植物油交替使用，就能达到很好的保健效果。

小贴士 TIPS

常见食用油的保健功效

花生油：含有若干抗氧化成分，包括单不饱和脂肪酸、白藜芦醇等。花生油中的微量元素锌含量较为丰富，有助于增进儿童食欲，促进儿童生长发育。

大豆油：脂肪酸构成较为合理，含有较丰富的维生素E、维生素D和卵磷脂等，消化吸收率较高。

菜籽油：不饱和脂肪酸含量丰富，消化吸收率很高。

葵花籽油：亚油酸含量极为丰富，并含有丰富的维生素E、胡萝卜素和钾。

粟米油：有较为丰富的卵磷脂，还含有一定量的维生素E、维生素B_1和维生素B_2等，对维护皮肤健康有益。

茶油：含有丰富的不饱和脂肪酸和抗氧化物质，如维生素E、β-胡萝卜素、角鲨烯、茶多酚等，在预防心血管疾病和抗癌方面有一定功效。

饮品及其他篇

淡盐水——“去火排毒又美容”？

早晨起床如饮些白开水，可很快使血液得到稀释，纠正夜间的高渗性脱水。而喝盐水则反而会加重高渗性脱水，令人更加口干。

长久以来就有“晨起一杯淡盐水，去火排毒又美容”的说法，于是很多人早晨就习惯喝淡盐水，以期达到“去火排毒又美容”的效果。然而，实践证明这种说法可能是错误的，不仅不能“去火排毒又美容”，长期晨起饮用淡盐水，可能会影响我们的身体健康。

何谓淡盐水

所谓淡盐水是指相当于生理浓度的盐水，每100毫升水中约含1克左右的盐分的混合物（生理盐水的浓度为0.9%）。淡盐水中盐的主要成分为钠离子和氯离子，故其化学名为氯化钠。其中钠离子对维持人体内电解质平衡扮演着核心角色。

淡盐水中盐分的作用

人们离不开盐分，特别是盐分中的钠离子。钠离子具有维持机体的酸碱平衡、稳定组织液的渗透压、维持正常的肌肉神经的兴奋状态等独特的生理功能，是维护机体正常代谢活动、保护人体健康的重要物质。

钠广泛存在于各类天然食物中，一般人很难缺乏。只有当运动或劳动量过大、流汗多时，才可能导致缺钠。这时适当服用接近生理盐水浓度的淡盐水才是必需的。然而，当摄入钠盐过量，可能导致血压升高。

应不应该保持晨起一杯淡盐水的习惯?

经过一夜的呼吸、排汗和排尿等生理活动，人体消耗、损失了许多水分，早晨饮水的目的是补充前一夜丢失的水分，并稀释血液。研究和实践表明，白开水是承担这一任务的最佳选择对象。

早晨起床如饮些白开水，可很快使血液得到稀释，纠正夜间的高渗性脱水。而喝盐水则反而会加重高渗性脱水，令人更加口干。何况，早晨是人体血压升高的第一个高峰，喝盐水会使血压更高。淡盐水可在身体大量出汗或腹泻以后作适当的补充。

其实，任何含盐、糖、油或兼而有之的饮品，不论浓度高低，都起不到天然白开水的保健功效。相反，可能会造成人体血液的进一步“浓缩”，不利于身体健康。

不论健康人、高血压患者或伴有高血压的其他疾病患者（如糖尿病等），增加盐的摄入量都可能增高血压。

牛奶——是给牛喝的，不是给人喝的？

牛奶中的蛋白质品质极好，包括人体生长发育所需的全部氨基酸和蛋白质。

牛奶，是否依然营养如从前

从几年前的送礼就送纯牛奶到现在超市的纯牛奶鲜有人问津，人们不禁要问：“牛奶，你到底怎么了？”现在广为流传的说法是：牛奶是给牛喝的，不是给人喝的；喝牛奶过量有害；牛奶不易吸收；我们不宜饮用牛奶……那么，曾被人类推崇了几千年的食品就这么被人们抛弃了么？

让我们来看以下几种说法：

⊙牛奶过量论

美国知名学者所谓的牛奶过量论是基于每日饮用超过750毫升的牛奶量，而我们国家最新的全国营养调查数据表明，国人人均每天饮用牛奶不过22毫升。在这样的情况下，宣扬牛奶过量未免不合时宜。

⊙蛋白质过量说

事实上，我们中国人是不存在饮用牛奶过量之说的，而且一天一袋牛奶是不会导致人体内蛋白质过量。根据营养学会推荐，成人膳食供给量标准为每日每千克体重摄入蛋白质1克，也就是说，一个50千克体重的人，每日需要的蛋白质总量为50克左右。而饮用一盒250毫升的牛奶约等于摄入7.5克蛋白质，仅相当于每日蛋白质需要量的15%。即使一天饮用两盒牛奶，也不过仅占人体需要量的30%，自然谈不上“蛋白质过量”。

的确，以上说法都是有理有据的，但是考虑到国人的实际情况，牛奶仍然是健康的首选食品。也正是因为它的营养价值和对人类健康做出的巨大贡献，人们把每年5月的第三个星期二命名为“国际牛奶日”。作为唯一被用来为国际日命名的食物，牛奶的营养价值始终如一。

牛奶，为你提供最优质的钙源

⊙丰富的营养价值

牛奶中的蛋白质品质极好，包括人体生长发育所需的全部氨基酸和蛋白质。不仅如此，牛奶中的蛋白质与热量之比也很完善，它可以保证人们不至于摄入纯热量。其中乳脂提供约48%的全奶热量，脂肪牛奶香味浓郁。乳脂高度乳化，含有500多种不同的脂肪酸和脂肪酸衍生物（含66%饱和脂肪酸，30%单不饱和脂肪酸，4%多不饱和脂肪酸），利于消化。

另外，牛奶含丰富的乳糖，乳糖有利于钙的吸收，从而使得牛奶中的高钙量被人体充分吸收利用。除了含钙量较高，牛奶中的磷、钾、镁等多种矿物质的搭配也十分合理。

鉴于牛奶有如此丰富的营养价值，在每日膳食中增加一至两袋牛奶是非常必要的。

⊙牛奶有益身体健康

绝经期前后的中年妇女常喝牛奶可以减缓骨质流失。

⊙不耐受牛奶，我们喝什么

有的人饮用牛奶后会感觉腹胀、腹痛，出现腹泻，更有甚者，会出现呼吸困难、皮肤过敏、呕吐等症状。前者主要是乳糖不耐受引起的，可以采用少量多餐的办法，即将一袋牛奶分作两到三次饮用，或者更多，以增加耐受性。症状严重者建议用以下方法改变膳食：改变牛奶的形式，食用酸奶、炼乳、奶粉等；从膳食中去掉牛奶或乳制品，用配方代替，蛋白质取自肉或大豆，如豆浆等。

饮用牛奶四大禁忌

⊙空腹喝牛奶。空腹喝牛奶不但会降低牛奶的吸收利用率，而且会引起腹痛、腹泻等。正确的方法应该是喝牛奶前先进食固体食物，或配上主食，将牛奶放在一餐的最后食用。

⊙高温或低温处理牛奶。有的人喜欢用滚烫的开水冲奶粉或者将牛奶煮沸，以达到消毒的目的。有的人则喜欢在炎热的夏天里将牛奶冰镇后饮用。这两种方法都是不科学的。高温或者低温都会使牛奶中的一些蛋白成分变性，不利于人体吸收，从而破坏牛奶的营养价值。

⊙与茶或咖啡一起饮用。喜欢饮用浓茶或者咖啡的人会有将牛奶与茶、咖啡一起饮用的习惯。而实际上，茶和咖啡都是脱钙食品，尤其是咖啡中的咖啡因具有强脱钙作用。将它们混合饮用，会严重影响人体对钙的吸收，所以有这种饮食习惯的人群患骨质疏松的风险也高于其他人。

⊙借牛奶送服药物。用牛奶服药，容易在药物表面形成覆盖膜，使牛奶中的钙或镁等矿物离子与药物发生反应，生成非水溶性物质，不但影响身体对药物的吸收，还可能对身体健康造成危害。实际上，用清水送服药物即可，牛奶送服是没有必要的。最好将牛奶与服药时间间隔一个小时以上。

盘点喝奶的几个问题

⊙高钙奶是补钙的最佳选择吗?

人对钙的吸收有一个饱和性，从一袋牛奶中只能吸收那么多，如果量特别大，反而会吸收得少。如果想补钙，推荐每天喝两袋奶，不要盲目进食高钙奶。此外，多喝牛奶是不能多补钙的。原因有二：其一，牛奶多了，蛋白质的含量也高，高蛋白会令钙从尿液中排出；其二，人体每天对钙的吸收是有上限的，摄入太多是吸收不了的。

⊙牛奶加热的正确方法

可以将整袋牛奶放入温水中泡热后饮用。加热的话，凉锅放入牛奶，人不离锅，不停地搅拌，六七十摄氏度就关火。因为加热的目的是不让胃感到凉。用什么锅都可以，但尽量不要煮沸。

⊙牛奶中可以放入其他东西吗?

牛奶中不应放入过多的糖类，加些燕麦是可以的。但是牛奶不宜与水果、巧克力、浓茶等一起进食。

小贴士 TIPS

喝牛奶的正确方法

时间上，一天中的哪个时间段饮用牛奶都没有实质上的差别，可遵从自己的个人习惯。

数量上，每日牛奶饮用量最好为1～2袋（每袋250毫升），每次不超过1袋。

顺序上，将牛奶放在每餐的最后饮用。喝牛奶前先进食一些主食，如面包、蛋糕、点心、饼干等。

温度上，以常温（20～30℃）为宜。不宜冰镇或者高温煮沸后饮用。

纯净水——真的无菌健康吗?

绝大部分饮水机的进气孔都没有过滤装置，添加纯净水后很容易造成一些微生物从进气孔进入水桶，造成纯净水的二次污染。

随着国民生活水平的提高，纯净水渐渐进入了千家万户，成为人们不可或缺的生活用品。在人们眼中，纯净水是无菌健康之水的代名词。然而，纯净水真的像人们认为的那样无菌健康么?

什么是纯净水?一般而言，所谓的纯净水是指水质清纯，有害物质和微生物含量在国家标准控制之内的饮用水。这里的有害物质主要指有机质污染、无机盐、添加剂、重金属和各类杂质等，微生物主要是细菌和病毒等。

纯净水在生产过程中，是利用蒸馏和逆渗透等技术对水源进行净化的，以去除有害物质和微生物等，这是常规自来水处理工艺所无法实现的，对人体具有较高的安全性。但是，当我们饮用饮水机上的纯净水时，由于饮水机设计结构上的缺陷，饮水机开启时就与空气接触，且绝大部分饮水机的进气孔都没有过滤装置，添加纯净水后很容易造成一些微生物从进气孔进入水桶，造成纯净水的二次污染。因此，使用饮水机的家庭最好喝加热过的水，且应定期清洗饮水机。

其实，水对人体的主要作用是作为多种物质的溶剂和载体，即起到“介质作用”。水也可以为人体提供矿物质，但是微不足道，人体所需营养约95%都是从食物中摄入的。所以，合理膳食，饮用安全卫生的水才是健康的保证。

小贴士 TIPS

饮用达到国家标准的纯净水是安全的。如果能做到纯净水、矿泉水、煮开的自来水交替饮用，则安全性更高。

儿童、青少年每天应保证6～8杯水（约1500～2000毫升）；成年人应该保证每天2500毫升的水。

多饮水有防治心、脑血管疾病的发生，通利大便和美容的妙用。

喝水少了，可能造成血液浓缩，使含氮废物无法排出，长此以往会对身体不利。

养成定时喝水的好习惯，不要等到渴了再喝。

养成清晨一杯水的好习惯。

酒——滴酒不沾最健康？

不要空腹饮酒，应尽量在饮酒前吃一些碳水化合物类的食品。例如吃一点饼干、果汁、面包等。

“何以解忧，唯有杜康。”“醉里从为客，诗成觉有神。”“李白斗酒诗百篇，长安市上酒家眠。天子呼来不上船，自称臣是酒中仙。”“借问酒家何处有，牧童遥指杏花村。”

中国是卓立世界的文明古国，也是酒的故乡，酒和酒文化流淌在中华民族五千年的历史中。但是，人们在畅快淋漓地痛饮的同时不要忘记过量饮酒所造成的个人和社会问题啊！下面我们就介绍一下如何科学饮酒。

酒是什么

酒中的有效成分是乙醇，又名酒精，是一种无色、易燃、易挥发的液体，具有醇香气味，与水互溶。

各种酒中含乙醇浓度：烈性酒（如白酒、白兰地、威士忌等）一般为40%~60%，葡萄酒一般为10%~25%，黄酒一般为12%~15%，啤酒一般为3%~5%。

饮酒后有80%的乙醇可以被迅速吸收，其中90%在肝内代谢。乙醇主要在肝脏经乙醇脱氢酶（ADH）氧化分解为乙醛，乙醛又经乙醛脱氢酶（ALDH）分解为无害的乙酸。乙酸在人体内可以进一步氧化成二氧化碳和水。

过量饮酒的坏处

⊙研究表明，酒精是高热量物质，1克酒精可以产生7千卡的热量，如果长期大量饮酒可能导致体重增加，甚至患上肥胖症。

⊙有些人喜欢饮酒而不加节制，这样可能会影响到正常进食；有些人甚至以饮酒代替食用主食，这样容易导致营养素失衡，长此以往可能导致营养不良，严重时甚至造成酒精性肝硬化，影响身体健康。

⊙酒精可能抑制肝糖原分解及糖异生作用，增强胰岛素的作用，导致血糖水平的突然下降，从而发生低血糖反应，甚至有致命危险。

⊙长期大量饮用烈性酒还可能使血脂水平升高、动脉硬化，引起脂肪肝甚至肝硬化，或增加心、脑血管疾病发生的危险。

⊙不合格的白酒中往往含有超标的有毒成分——甲醇，它可以直接损害末梢神经，可能加重对糖尿病患者周围神经的损害。

此外，饮酒过多可导致事故及暴力的增加，对个人健康、家庭与社会的稳定都是有害的。所以，我们应该严禁酗酒。

适量饮酒的好处

⊙酒中除了含有酒精，还有其他营养成分。譬如黄酒中含有糊精、糖分、有机酸、氨基酸和部分维生素等营养成分；葡萄酒含有果糖、葡萄糖、戊糖等糖类，还有各种有机酸、多种氨基酸、维生素C（长期放置后部分维生素C会衰减）、各种矿物质等营养成分；而啤酒一般含有5%的碳水化合物、17种氨基酸、多种维生素以及钙、磷、铁等微量元素。适量饮用酒，对人体还是有益的。

⊙适量饮酒可促进胰液等部分消化液分泌。

⊙适量饮用红酒可以预防心血管疾病。研究发现红葡萄酒的消耗量和心血管疾病的死亡率之间存在引人注意的负相关关系。另外，大规模群体研究表明，少量饮用红酒可降低血压，提高血液中高密度脂蛋白（HDL）水平。适量饮用红酒还可抑制血小板的聚集，并增强纤维蛋白的溶解。

⊙适量饮酒有益于人们的身心健康。

科学地饮酒

⊙若饮酒，可少量饮用低度红葡萄酒

酒有很多种类，比如白酒、啤酒、黄酒、葡萄酒等。从人体的健康角度说，果酒中的红葡萄酒对人的健康最为有利。据研究发现，红葡萄酒含有一种被称为槲皮素的成分。这种成分具有抗氧和抑制血小板凝固的双重作用，可以保持血管的弹性与人体血液畅通，因此不易导致心脏缺血，所以经常饮用红葡萄酒可以减少心脏病的发病率。每日饮用红酒不超过100毫升。

⊙不要空腹饮酒，饮酒佐菜要选好

不要空腹饮酒，应尽量在饮酒前吃一些碳水化合物类的食品。例如吃一点饼干、果汁、面包等。从酒精的代谢规律看，最佳佐菜当推高蛋白和含维生素多的食物。因为酒精经肝脏分解时需要多种酶与维生素参与，酒的度数越高酒精含量越大，所消耗的酶与维生素也就越多，故应及时补充。富含蛋氨酸与胆碱的食品尤为有益。饮酒时应多吃一些新鲜蔬菜、鲜鱼、瘦肉、豆类、蛋类等，切忌用咸鱼、熏肠、腊肉等食品作为下酒的佐菜，因为熏腊类的食品中含有大量色素与亚硝胺，在人体内与酒精发生反应，不仅伤害肝脏，而且会损害口腔与食道黏膜，甚至诱发癌症。

茶——酒后饮用能醒酒？

茶叶中的茶碱可以迅速对肾脏发挥利尿作用，从而促进尚未分解的乙醛过早进入肾脏。

现代医学通过研究人饮酒后喝茶的生理变化也证实了以茶解酒不仅不科学，而且有伤身体。饮酒后，酒中的乙醇通过胃肠道进入血液，在肝脏中进行新陈代谢转化为乙醛，进而转化成乙酸，之后乙酸分解成二氧化碳和水排出。而茶叶中的茶碱可以迅速对肾脏发挥利尿作用，从而促进尚未分解的乙醛过早进入肾脏。乙醛是一种对人体有较大刺激性的有害物质，对肾脏损伤很大。经常酒后喝浓茶的人易患肾病。医学研究还表明，酒精对心血管有很大的刺激性，而浓茶也有使心脏兴奋的作用，喝完酒再喝茶，更增加了对心脏的刺激，这对于心脏功能不好的人来说是很不利的。所以，酒后、醉后最好不要立即喝茶，尤其不能喝浓茶，以免损伤身体，甚至不测。

啤酒——搭配海鲜绝妙无比？

如果吃海鲜时过多地饮用啤酒，就会使血液中的尿酸含量迅速增多以至于不能顺利排出体外，于是形成钠盐沉积下来，容易导致高尿酸血症。

在夏天，冰凉的啤酒加上美味的海鲜真是一种绝妙的享受。特别是在海滨城市，啤酒加海鲜几乎成了很多人的一种生活方式，可是殊不知这也为他们的身体健康埋下了隐患。现代医学研究表明，吃海鲜时喝啤酒容易引起痛风症状，引发尿路结石、脚痛和关节炎。

一般来说，海鲜中含有丰富的嘌呤，在人体的新陈代谢过程中，嘌呤分解成尿酸等，后随尿液排出体外。然而，啤酒中丰富的维生素B_1却恰恰是嘌呤分解代谢的重要催化剂。如果吃海鲜时过多地饮用啤酒，就会使血液中的尿酸含量迅速增多以至于不能顺利排出体外，于是形成钠盐沉积下来，从而使人容易出现痛风症状或造成尿路结石。每年夏秋季节，在全国各地，特别是沿海城市总有不少因喝啤酒吃海鲜而得痛风性关节炎的人。他们大部分人无痛风病史，发病后常表现为脚趾肿胀疼痛。这是因为足趾离心脏远，温度低，尿酸也最容易在此处结晶，并刺激脚部产生剧烈疼痛。可见，人们应该避免吃海鲜喝啤酒这种吃法，以预防痛风。有痛风病史的人则要禁食海鲜等含嘌呤较多的高蛋白食物，不喝或少喝啤酒。

小贴士 TIPS

夏季饮啤酒四注意

剧烈运动后不要马上饮用，以防止痛风；

不能与白酒混饮，以防止胃痉挛和急性胃肠炎；

饭前忌饮冰镇啤酒，以防诱发腹痛、腹泻；

气温过高时谨防啤酒瓶爆炸伤人。

鲜榨蔬果汁——营养丰富的最佳饮品？

榨汁的直接后果是损失了蔬菜、水果中的维生素和类黄酮、花青素等抗氧化成分，即使是榨汁之后马上就喝也是如此。

榨汁是在吃新鲜蔬菜水果有困难，或者吃起来觉得口感不好的时候，用来促进蔬菜、水果摄入量的一种办法。大家通常以为，将蔬菜、水果榨成汁之后，营养物质溶解在其中，应该比完整的蔬菜、水果更加有利于身体吸收。事实证明这是一种误解，榨汁并不会使蔬菜、水果的营养变得容易吸收，甚至还会损失营养成分。用鲜蔬果榨出的果汁，虽然喝起来简便，其实还是不如直接吃更使人体健康。

榨汁会导致营养素严重流失

榨汁的直接后果是损失了蔬菜、水果中的维生素和类黄酮、花青素等抗氧化成分，即使是榨汁之后马上就喝也是如此。这是因为蔬菜、水果里的细胞都有复杂的超微结构，不能混在一起。例如，维生素C一定不能和各种氧化酶相遇，否则就会互相作用，维生素C就会被分解掉。可是，在榨汁时，高速旋转的刀片会把大部分细胞破坏掉，把所有的营养素都混在一起。这样就会丢失掉很多维生素C。

有试验研究表明，黄瓜在榨汁后和榨汁前相比，维生素C的破坏率高达80%。从8毫克/100克降低到2毫克/100克。西红柿、小白菜等榨汁后也有类似的现象。

而且，榨汁之后有很多不溶性物质如钙、铁、纤维等都留在蔬果渣中，这样就造成了许多营养物质的流失。

直接食用蔬菜、水果容易产生饱腹感，而喝蔬果汁会不知不觉地摄取过多热量和糖分，增加患糖尿病、肥胖病、营养不良等疾病的概率。

因此，不是迫不得已，例如不能咀嚼，患上不宜吃较硬食物的疾病，最好直接吃蔬菜、水果，不要榨汁喝。

适当、适量地喝蔬果汁也无妨

鲜榨蔬果汁口感好，方便快捷，易于吸收，适当、适量地喝蔬果汁还是可以的。特别是在宴会上、旅途中、病榻上，或是接待友人时，用鲜榨的蔬果汁作为辅助饮品要更方便一些。

需要注意的一点是，为了保证蔬果汁的卫生，在制作蔬果汁之前，最好对果蔬进行热烫处理，也就是说，需要把蔬菜、水果在沸水中略微烫一下，把那些氧化酶“杀灭”掉，也让组织略微软一点儿，然后再榨汁。这样，不仅维生素的损失变小，出汁率增加，而且还能让榨汁颜色鲜艳，不容易变成褐色。特别是那些没有酸味的蔬菜，比如胡萝卜、青菜、芹菜、鲜甜玉米等，最好烫过再榨汁。

小贴士　TIPS

购买蔬菜要“三不”

一是不买形状和颜色异常的蔬菜。形状、颜色正常的蔬菜，一般是用常规方法种植的，而异常蔬菜则可能是用激素处理过。如韭菜，不用激素的叶子较窄，吃时香味浓郁。而如果韭菜的叶子特别肥厚宽大，比一般阔叶韭菜还要宽1倍时，就可能是在栽培过程中使用了激素。

二是不买“多虫蔬菜”。在品种众多的蔬菜之中，有的蔬菜容易被害虫所青睐，被称为“多虫蔬菜”；有的蔬菜，虫不大喜欢，也就是“少虫蔬菜”。“多虫蔬菜”由于害虫多，不得不经常喷药防治，势必形成农药残留；“少虫蔬菜”的情况则相反。为了避免摄入过多的农药，平时应尽可能选“少虫蔬菜”。这类蔬菜主要有生菜、芹菜、茼蒿、胡萝卜、洋葱、大蒜、大葱、香菜、莴苣、藕、笋等。

三是不买施肥量大的菜类。化学肥料特别是氮肥（如尿素、硫酸铵等）的施量过大，会造成蔬菜的硝酸盐污染严重，不仅口感差，而且品质差，有害健康。有关专家对上市蔬菜检测后发现，硝酸盐含量较大的主要是根菜类和薯芋类。其规律是蔬菜的根、茎、叶的污染程度远远高于花、果实、种子，所以，消费者应尽可能多吃些瓜果、豆和食用菌，如黄瓜、西红柿、毛豆、饭豆、甜玉米、香菇等。

功能性饮料——可以当水喝？

功能性饮料中加入了维生素、葡萄糖、矿物质、电解质、氨基酸等物质，有的甚至含有咖啡因、牛磺酸等成分。这些成分比较适合体力损耗较大的特定人群和成年人。

近年来，功能性饮料风靡一时。

那么，到底什么是功能性饮料？根据《中国软饮料分类标准》，所谓功能性饮料是指通过调整饮料中天然营养素的成分和含量比例，以适应某些特殊人群营养需要的饮品，主要包括营养素饮料、运动饮料和其他特殊用途饮料三类。

营养素饮料是指含有人体日常活动所需要的营养成分的饮料；而运动饮料是指含有能很好平衡人体体液的电解质的饮料；特殊用途的饮料是指那些能够抗疲劳和补充能量的饮料。

根据功能性饮料的不同成分，可以分为多糖饮料、维生素饮料、矿物质饮料、运动平衡饮料、益生菌和益生原饮料、低能量饮料等。

功能性饮料可以代替水吗?

现在有的孩子，甚至是成年人每天很少喝白开水，渴了、饿了、早起和吃饭时都争抢着喝功能性饮料。可问题是功能性饮料能代替饮水、喝粥、吃蔬菜水果么？

我们都知道水是维持人体正常生理活动的重要营养素，除此之外，水还起着溶解和吸收各种营养素、排出机体各种代谢废物、参与体温调节、降低累积在肌肉中的疲劳素（乳酸）等重要作用。一般而言，中小学生每天应该喝水1.5～2升，而成年人每天一般需要2.5升左右的水。

很多人将功能性饮料等同于饮用水，在他们看来，喝功能性饮料就“等于”喝水，甚至“优于”喝水。事实并非如此。

功能性饮料中加入了维生素、葡萄糖、矿物质、电解质、氨基酸等物质，有的甚至含有咖啡因、牛磺酸等成分。这些成分比较适合体力损耗较大的特定人群和成年人。不同的功能性饮料中含有不同的成分，对人体有不同的反应，如果将功能性饮料当成水喝难免会出现各种各样的问题，甚至不利于身体健康。

其一，处于发育阶段的儿童，运动量较小，大量饮用功能性饮料可能会出现过量补充营养成分的情况，加重其胃肠道负担，甚至可能引发消化功能紊乱，并由此影响营养成分的摄取和利用。过量饮用功能性饮料还可能会超过儿童消化系统和肾脏、肝脏以及神经系统的承受能力而不利于身体发育，可能会引发肥胖、腹泻、营养比例失调等健康问题。

其二，功能性饮料因为成分不同而会对人体产生不同的影响。患有某些疾病的人如果把功能性饮料代替水来饮用，可能会造成各种各样的问题。比如高血压患者慎用运动平衡类饮料，糖尿病患者不适合饮用多糖饮料。如果不慎过量饮用可能加重病情，不利于身体康复甚至会危及生命。

其三，长期饮用含咖啡因的功能性饮料，可能会造成热量摄入过多，刺激血脂上升，可能导致心率加快，加重血管负担。同时，过量饮用含有咖啡因的功能性饮料会导致排尿过多。

其四，很多功能性饮料中添加了香精、色素和防腐剂等对人体有害的物质成分，大量饮用不利于人体健康。有研究显示，大量饮用功能性饮料，可能会对儿童的大脑发育有一定的影响。

因此，在挑选功能性饮料的时候，应该仔细地阅读饮料所注明的成分，根据自身特点选择相应的功能性饮料。而对于身体健康、没有太大体力消耗、不需要额外补充能量的人来说，功能性饮料除了能解渴外，并无太多实际作用，从经济角度来讲也是一种浪费。

巧克力——真的能把人变胖?

巧克力中含有非常丰富的微量元素，包括镁、铜、铁、锌等，极易被人体吸收。

一直以来，人们习惯把巧克力和增肥联系在一起，尤其是很多女性甘愿忍受巧克力香甜的诱惑，生怕吃一块便会立即长胖。而近年来的研究表明，巧克力在维护人体健康方面有很大的好处。

巧克力的常见种类

巧克力是以可可浆和可可脂为主要原料制成的一种甜食，有黑巧克力、白巧克力和牛奶巧克力之分。黑巧克力呈深咖啡色，可可含量不低于55%；白巧克力大致成分为可可脂、牛奶和糖；牛奶巧克力就是在黑巧克力中加入少许牛奶，色泽较黑巧克力淡。一般爱好巧克力的美食家都喜欢纯正的黑巧克力，但在东方国家，人们喜欢加入牛奶的牛奶巧克力，它入口丝滑，散发着淡淡的奶香。

巧克力——健康的保护神

巧克力现已被证明含有丰富的微量元素和对人体非常有利的营养物质，有诸多保健疗效。

⊙**心血管的保护神**

巧克力中含有多酚。多酚是一种天然化合物，一般存在于茶、红酒、巧克力和葡萄等植物类食物中。这种物质具有与阿司匹林相似的抗炎作用，在一定浓度下还可以降低血小板的活化，转移自由基在血管壁上的沉积。

⊙**微量元素的营养库**

巧克力中含有非常丰富的微量元素，包括镁、铜、铁、锌等，极易被人体吸收。

⊙**绝佳的能量来源**

对于体力劳动者、运动员、处于生长发育期的儿童、体质虚弱的病人来说，及时补充能量、储备能量非常重要。而巧克力的能量密集浓缩，甜而不腻，还不易产生饱腹感，是这些人群补充能量的最佳选择。

此外，不少人都说喜欢在心情不好的时候吃甜食，尤其是巧克力。究其原因，原来吃巧克力能缓解人低落的情绪，使人兴奋。

肥胖与吃巧克力无关

肥胖，究其根源是消耗的能量远小于摄入的能量，造成脂肪在皮下组织堆积，体重增加。这种情况下，摄入的糖类、蛋白质都有可能转化为脂肪，进而增加体重。巧克力有利人体健康，当摄入能量过多时，巧克力也会转化为脂肪。但是不能说，吃巧克力能把人变胖。

对巧克力认识的误区

巧克力，也曾一度被认为是无营养的食品，这种看法可以被巧克力丰富的营养成分所否定，巧克力甚至含有比普通牛奶成分更高的锌、钾。

重新认识巧克力后，我们有理由相信，巧克力这一香醇甜蜜、柔滑细腻的美妙食物，将在未来的健康食物市场中扮演越来越重要的角色。但是也要注意，进食任何食物都要有度，否则即使优质蛋白也会转化成脂肪造成肥胖。

小贴士 TIPS

不宜吃巧克力的人群

8岁以下儿童不宜过食巧克力，因为会影响正餐的进食量。

糖尿病患者要少吃或不吃巧克力。

有胃食管反流的人要忌食巧克力，特别是吃了巧克力后心口感到灼热的要停止食用。这是因为巧克力含有一种能刺激胃酸的物质。

第二部分

习惯好，让你与健康亲密接触

早餐，毫无疑问要吃

很多女性认为不吃早餐，相当于不摄入能量，这样可以达到减肥的效果。这种想法是错误的。

现代社会生活节奏快，一些上班族早晨不吃早餐，或者随便吃点草草了事，中午的时候再大吃一顿来弥补早餐的不足。还有些喜欢吃零食的青少年及儿童，不吃早餐，或者用零食来代替早餐，这都是不健康的饮食习惯。

不吃早餐的危害

科学研究表明，不吃早餐会引起很多疾病。

⊙身体疲乏，注意力不集中，工作效率降低：如果不吃早餐，血糖供应不足，到十点左右饥饿的时候脑部血糖很低，会感到全身疲乏，注意力不集中，反应迟钝，精神委靡。严重者还会出现头昏、心慌、心跳加快等症状，对于低血糖患者来说尤为危险。

⊙易患消化道疾病：不吃早餐，午餐进食过量，这样饥一顿饱一顿会打乱消化系统的生理活动规律，午餐、晚餐加重肠胃负担，会使得消化系统紊乱，容易诱发肠炎等肠胃疾病。

⊙增高胆固醇：调查发现，不吃早餐的人血液中的胆固醇含量比每日吃早餐者高33%。

⊙导致胆结石：正常人的胆固醇均匀地和胆盐、卵磷脂溶解在胆汁里，进食后随胆汁排入胃肠道而发挥消化作用。人体摄入食物后4～5小时胆汁就会被排空。如果不吃早餐，晚饭距离第二天午餐长达十几个小时，这期间胆囊基本上不蠕动，日复一日使胆汁常滞积于胆囊内，胆汁中的胆固醇浓度就会升高，达到超饱和状态而析出沉淀，逐渐长成结石。也就是说，不吃早餐可增加产生结石的风险。

⊙皮肤干燥、起皱和贫血：不吃早餐，上午工作要消耗能量，人体只能动用先前储存的糖原和蛋白质，久而久之，会导致皮肤干燥、起皱和贫血。

不吃早餐能减肥?

很多女性认为不吃早餐，相当于不摄入能量，这样可以达到减肥的效果。这种想法是错误的。不吃早餐，到中午就会产生强烈的饥饿感，反而会进食更多食物，导致过多摄入能量。而人体在饥饿状态下储存能量的机能增强，摄入的食物极易被身体吸收，形成皮下脂肪。时间长了，脂肪堆积导致肥胖，与减肥的目标相背离。所以说，不吃早餐，不仅不会减肥，还容易患肥胖症。

早餐要求：质高量少

如果你早晨起床后没有食欲，可以考虑将自己的早餐“打扮”得五颜六色，以激发吃早餐的兴趣。比如纯白的牛奶、橙色的果汁、红色的草莓酱和番茄酱、黄色的麦片、绿色的蔬菜等，各种颜色搭配，既是视觉的享受，亦能让人食欲大增。

需要注意的是，早餐宜软不宜硬，宜少不宜多。经过一个晚上的休息，人体很多器官尚处于停滞或缓慢运行阶段，不宜进食油腻、刺激性的食物。可以选择易消化的温软食物。饮食过量会超过胃肠的消化能力，食物不能被完全消化吸收，久而久之，消化功能下降，胃肠功能出现障碍进而引起胃肠疾病。另外，大量的食物残渣贮存在大肠中，被大肠中的细菌分解，其中蛋白质的分解物——苯酚等会经肠壁进入人体血液中，对人体十分有害，并容易导致患上血管疾病。所以说，早餐不能不吃，但又不能吃得太饱。

可以说，要保持身体健康，早饭不能不吃。除此之外，要保持健康的生活习惯。每天晚饭后锻炼身体，早睡早起，就不会产生没有时间做早饭、吃早饭没胃口的情况了。当然，吃早饭也要有所选择，要保证高质量的早餐。

小贴士 TIPS

早餐宜选择的食物：

富含优质蛋白质的食物：如鸡蛋、牛奶、豆浆等。

富含维生素C的食物：如果汁、蔬菜、水果等。

富含碳水化合物的主食：如面包、馒头、花卷等。

富含水分的液体食物：如米粥、牛奶、豆浆、果汁等。

开胃的、增加食欲的食物：如果汁、番茄汁、小酱菜等。

早餐不宜选用的食物：

油炸食物：如炸油饼、炸油条、炸糕、油炸馒头片等。

别把晚餐弄得过于丰盛

晚餐吃得过晚，睡觉时尿液聚积在尿路中，不能及时排出体外。这样，尿路中尿液的钙含量就会不断增加，久而久之容易形成尿路结石。

现代生活中，由于人们白天较忙，一般都是午饭比较简约，劳累了一天，下班后做一顿丰盛的晚餐，或者因为应酬，享用丰盛的晚餐和大量的酒水。这样的生活习惯对人体健康是非常不利的。

晚餐吃得太多对健康的影响

⊙导致肥胖——晚餐所摄入的能量占人体每天所需的30%左右。吃得过饱，多余的营养转化成脂肪储存在体内，可使人发胖。

⊙诱发胰腺炎——晚间应酬时吃得过好过饱，加上大量饮酒，很容易诱发急性胰腺炎，使人在睡眠中休克。

⊙形成结石——人体排尿高峰一般在饭后4～5小时，而晚餐吃得过晚，睡觉时尿液聚积在尿路中，不能及时排出体外。这样，尿路中尿液的钙含量就会不断增加，久而久之容易形成尿路结石。

⊙多梦——晚餐过饱，膨胀的胃肠对周围的器官造成压迫，促使大脑相应部位的细胞活跃起来，诱发各种各样的梦。做太多梦会使人疲劳，影响睡眠质量，还会引起神经衰弱等疾病。

⊙肠癌——晚餐摄入过多的食物，这些食物在大肠内受到厌氧菌的作用，会产生有害物质。有害物质将增加肝肾的负担和对大脑的毒性刺激，加之睡眠时胃肠蠕动减少，又会相对延长这些物质在肠腔内停留的时间，从而易导致大肠癌。

⊙诱发冠心病——晚餐摄入过多热量，会增加体内胆固醇。过剩的胆固醇被运载到动脉壁上堆积起来，成为诱发动脉硬化和冠心病的一大原因。

⊙糖尿病——如果长期晚餐过饱，反复刺激胰岛素大量分泌，容易诱发糖尿病。

⊙高血压——晚餐过多进食肉类，不但会增加胃肠负担，而且还会使血压突然上升，加上人在睡觉时血流速度大大减慢，大量血脂会沉积在血管壁上，进而引发动脉粥样硬化。据科学实验证明，晚餐经常进食荤食的人比经常进食素食的人血脂一般要高2～3倍，而高血压、肥胖症患者如果长期以荤食为晚餐，危险更大。

晚餐宜清淡

可以说，晚餐的能量过剩是导致肥胖、高血脂等多种疾病的直接诱因。晚餐后我们的活动量较白天大为减少，能量消耗也因之降低很多，因此“清淡至上”是我们准备晚餐必须遵循的原则。一般来说，晚餐应该食用适量的主食，富含优质蛋白的食物如鱼虾、瘦肉等，多吃绿叶蔬菜，摄取适量清淡的粥或者汤。不宜进食油炸食物、高脂肪食物和高能量食物，如炸鱼炸鸡、动物内脏和奶油蛋糕等。

另外，晚餐进食的动物蛋白及盐分进入体内较多。动物蛋白质在体内分解代谢，都会产生一定的毒性物质，应尽快排出体外。还有食盐中的钠离子易在血管壁沉积而引发动脉硬化。大部分人不愿晚上多喝水，怕起夜次数多而影响睡眠，以致尿液浓缩，有害物质重吸收，所以早晨起床最好喝杯白开水，以便促进排尿，尽快把毒性物质排出体外。

保持良好的进餐习惯

人每天吃几顿饭最好？这个看似不是问题的问题却似乎有着多种答案。经研究，目前推荐少量多餐法。可以在早饭与午饭之间，午饭与晚饭之间，晚饭之后各加一次餐，当然都是少量进食，这样既可以满足体内能量所需，又不会因摄入太多能量而形成脂肪，还可以起到一定的减肥作用。

无论哪种进餐方式，一日三餐都是不能少的。俗话说得好，早饭吃好，午饭吃饱，晚饭吃少。早饭一定要讲求高质量，午饭要吃得饱，晚饭宜清淡且量少。

细嚼慢咽身体好

咀嚼愈细，消化酶愈充分，食物到达小肠时成为液态的比例就愈大，被吸收的比例也愈高。

食物的消化过程

食物进入口腔后，首先经过唾液的初步处理，然后进入胃部，胃部分泌胃酸对食物进行溶解后再送入小肠，被胆汁和各种消化酶分解之后，部分食物呈液体状态，部分仍是固体状态。而只有液体部分才能渗透进入小肠壁被小肠吸收，固体的部分随后流入大肠，在大肠中剩下的液体进一步被身体吸收干净，固体的残渣会成为大便被排出体外。

这个过程告诉我们，食物只有转化成液体才有机会被人体吸收，固体食物基本不会被吸收。而我们所吃的食物大多数是固体的，因此才需要咀嚼将之磨碎，嚼得愈碎的食物到了小肠时成为液态的比例一定愈高。另外身体分泌的消化酶的充分与否，也决定了食物被吸收的比例。

若要身体壮，饭菜嚼成浆

吃饭时狼吞虎咽，大多数的食物都在很大颗粒的状态下就进入了胃部，如果再加上生活习惯不好和消化酶分泌不足，必然使得身体分泌消化酶的速度赶不上食物的供应。大多数的食物不是颗粒太大，就是消化酶不足，因而食物到达小肠时仍有一大部分是固体。这种情况下固体的食物最终只能被当成大便排出体外。虽然吃了很多，可是身体所吸收的比例却很低。整个过程只是徒然增加消化系统的负担，增加大肠中的粪便，并且会对消化系统造成一定损害。

相反，细嚼慢咽能提高人体对食物的吸收率。咀嚼愈细，消化酶愈充分，食物到达小肠时成为液态的比例就愈大，被吸收的比例也愈高。这样的情况下，人体能快速地有饱腹感，进而减少食物摄入，也减少了不必要的浪费，保护了消化系统。因此说，“若要身体壮，饭菜嚼成浆”是很有道理的。

细嚼慢咽有五个好处

⊙通过口腔细嚼的过程，可以保护口腔黏膜，有利于唾液腺分泌，还能防治牙龈炎及口腔溃疡。

⊙进食较硬的食物时，经过细嚼慢咽，可减少食道损伤，防止食道疾病发生。比如吃软骨或者骨头，较脆或者硬的水果时，细嚼慢咽能减小食物对胃肠道的刺激。

⊙细嚼时口腔唾液分泌量增加，食物进到胃里可产生一种膜，对胃有一定的保护作用。

⊙仔细咀嚼食物这个过程可促进大脑皮层运动。

⊙细嚼慢咽，能使人心绪平稳；进食过快，可使心跳加快，情绪紧张，对心脏不利。

细嚼慢咽——减肥妙招

食物进入人体后，体内的血糖会逐渐升高，当血糖升高到一定水平，大脑食欲中枢就会发出停止进食的信号，也就是有了饱腹感。饮食过快时，血糖还来不及升高，大脑还没来得及作出反应，就已经吃下去不少食物了。当大脑终于发出停止进食的信号时，人们往往已经吃了过多的食物，而这些食物可能人体根本不需要，也吸收不了，最终在体内堆积成脂肪而导致肥胖。细嚼慢咽的减肥机理就是帮助身体更好地消化吸收，血糖稳步升高，及时地刺激大脑并有效地降低食欲，避免进食过多，从而达到减肥的目的。

先吃与后吃，进食也得排队

选择饭后立即吃水果，也是不科学的。进食水果会使血糖浓度迅速升高，增加胰腺的负担。

先吃水果还是先吃饭？先吃饭还是先喝酒？健康的生活习惯，需要遵循合理的饮食模式。进食也要讲究顺序，先吃什么后吃什么，其中大有讲究。

水果——两餐之间吃

水果中含量最高的营养素就是果糖、葡萄糖等，这些单糖很容易被人体吸收，尤其是在肠道中极易被消化吸收，能迅速为人体补充能量，尤其是处于低血糖状态的时候。水果中还含有大量的膳食纤维，进食后会使人产生饱腹感。因此，餐前进食水果可能会影响人的食欲，导致进食量减少。这样一来，就减少了蛋白质、维生素等其他营养成分的吸收，对健康的影响也就显而易见了。

如果选择饭后立即吃水果，也是不科学的。进食水果会使血糖浓度迅速升高，增加胰腺的负担。这个过程也会影响其他消化系统的进程，减少某些营养素的吸收，因而是不可取的。最好的办法就是在两餐之间摄取水果，如上午九、十点之间，下午三、四点之间，晚上睡前两小时。糖尿病患者选择水果有必要注意尽量选取低糖或中糖型的水果，如苹果、猕猴桃等。

喝汤——餐前？餐后？

常见的汤主要有三种：清汤，一般用蔬菜煮成，如白菜、冬瓜、丝瓜甚至豆腐等。一般选择新鲜的时令蔬菜。这种汤比较清淡，餐前、餐后或者用餐时饮用皆可。还有一种浓缩汤，主要是用骨头或者肉类长时间炖出来的汤，比如排骨汤、鸡爪汤等饱和脂肪含量很高的油腻的汤，这类汤含有大量嘌呤，痛风病人不宜食用。同时，这类汤对胃肠道也有一定的刺激，胃肠功能虚弱者、老年人、儿童、孕产妇不宜过多进食。另外，用果实类如苹果、木瓜、雪梨、蜜枣、莲子熬成的汤，或由药材类如当归、人参等熬成的汤，浓稠香甜的，不宜饮用过多。

餐前饮淡汤，可以为机体补充水分，起到润滑口腔、活跃胃肠道消化系统的作用，有利于溶解食物，使食物得到更充分的消化吸收。但是如果饮用过量，就会稀释胃液。而且，胃的体积是固定的，饮用了大量的汤就意味着会摄入少量的食物，而这又将减少很多营养物质的摄入，因此也是得不偿失的。所以说，餐前饮汤要适量，对于清淡的汤可以在饭后合理饮用。

酒——不能空腹饮用

当今饭桌应酬的规矩之一便是饭前将第一杯酒干了。殊不知，这样做是极其危险的。酒的主要成分是乙醇，可以不经酶分解就被肠胃吸收，快速饮用5分钟后乙醇进入血液，二三十分钟内即达到血液中酒精的最高值。对于采用胰岛素治疗的糖尿病患者来说，空腹饮酒会引起低血糖反应。正确的饮酒方法是喝酒前先补充一些食物，主食或者蔬菜都行，摄入一定的蛋白质、碳水化合物，使消化系统活跃起来，这样就能减缓肠胃对酒精的吸收，避免因为饮酒过快造成酒精中毒。

饮料——儿童应少量饮用

饮料，可以在两餐之间饮用。儿童则不宜多饮。因为饮料的渗透压较高，会增加胃肠的负担。而儿童的胃肠功能不全，饮用后容储藏温度易发生腹胀、腹泻等症状。并且，大多数软饮料都是低温储藏，储藏温度甚至接近0℃，这样的饮料会刺激胃部，造成胃痉挛、胃痛等。如果一定要喝，将饮料从冰箱取出后室温放置10分钟后再饮用。

茶——进餐时不宜饮用

茶具有兴奋神经、解除疲劳、消食解腻、增加食欲、降暑止渴、调节体温等多方面作用，茶可以在餐前或餐后饮用。但进餐时饮茶会影响很多常量元素（如钙等）和微量元素（如铁、锌等）的吸收。应特别注意的是，在喝牛奶或其他奶制品时不要同时饮茶。茶叶中的茶碱和单宁酸会和奶制品中的钙元素结合形成不溶解于水的钙盐，并排出体外，使奶制品的营养价值大大降低。

饮茶以适量为佳，清淡为好，不宜过量饮用过浓的茶，不宜饮用隔夜茶。茶中含有咖啡因，会造成体内钙质流失，同时对神经的刺激大，影响睡眠。这在饮用隔夜茶和浓茶时尤其明显。女性和孕妇应该尽量少饮用浓茶。

五谷杂粮都需要，健康吃主食

主食的主要成分是淀粉，淀粉经消化后分解成碳水化合物，而碳水化合物为人体提供热能，人体生命活动所需的绝大部分能量都来源于此。因此，主食在人体生命活动中所起的作用是不可取代的。

对主食的认识误区

有人认为人类吃了几千年的主食，现在生活条件好了，可以多吃菜，少吃主食。还有人认为吃主食会增肥，而以多吃蔬菜来代替主食可以达到减肥的效果。事实上，致人肥胖的根本原因是因为摄入的能量多于消耗的能量，而不是摄入主食。相反，如果只吃蔬菜，很难产生饱腹感，就会进食更多的蔬菜，这个过程也是摄入多余能量的过程，就有可能导致肥胖。并且，只吃蔬菜不能满足人体营养所需，不能提供五谷杂粮所能提供的谷氨酸等多种氨基酸和碳水化合物，反而会引起一些疾病。

主食是不可取代的

主食的主要成分是淀粉，淀粉经消化后分解成碳水化合物，而碳水化合物为人体提供热能，人体生命活动所需的绝大部分能量都来源于此。因此，主食在人体生命活动中所起的作用是不可取代的。

当然，生命活动也需要蛋白质。蛋白质主要由氨基酸构成，功能是构成组织和细胞，促进生长发育，提高免疫力，也是人体必不可少的。但是，蛋白质分解的过程中会产生氮，这些氮最终要从尿液中排出。很明显，如果摄入蛋白质过量，对肾脏来说将是严重的负担。而主食中不含氮，就不会出现这种情况。

可见，合理的饮食结构应该是少量的肉蛋，足量主食，足量果蔬。

小贴士

TIPS

优质粗粮燕麦

同样的两种食物，一种食物含有燕麦，另一种没有燕麦。两种食物热量相同，吃过这两种食物后，人体血糖都会提高。但是，不含燕麦的食物，血糖提升会更明显，幅度更大；含有燕麦的那种，血糖提升会很平稳，幅度很小。

我们平常吃的燕麦主要有两种，一种是天然的，没有添加任何东西的燕麦，吃的时候需要煮一下。还有一种是速溶的，很香很甜，但是添加了奶精、麦芽糊精等。从健康角度讲，建议吃没有添加物的燕麦。养成喝燕麦的习惯，可以给你的健康加分。

挑选燕麦的窍门：首先，看外观。颗粒比较大、比较粗糙的要比细腻的、成粉状的要好。其次，看配方表。有以下添加物的不好，比如糖精、麦芽糊精、奶精、植物脂末。蛋白含量大于7%~8%的燕麦最好。最后，食用方法。煮虽然麻烦，但是要比冲泡好得多。

粗细搭配，主食选择有道

现代人大多偏爱精白米和精白面粉，而有些人则返璞归真选择粗粮。最合理的应该是粗细搭配，不能偏向其中一种。米面经过精细加工后，大部分维生素和矿物质都损失掉了，蛋白质含量也低，膳食纤维损失更大。这样就需要在膳食中补充粗粮、豆类和薯类来弥补精白米面中损失了的营养成分。因为豆类中丰富的赖氨酸可以与米面互补，粗粮未经过碾磨加工，可以提供更多的膳食纤维和矿物质。

不过，过量食用粗粮，也有可能吃出问题。有的人平时吃的粗粮是细粮的几倍。事实上，粗粮的核心是粮，都含有热量，吃太多粗粮，热量过多就会发胖。另外，粗粮中的某些成分会阻止其他营养素的吸收，有可能把某些微量元素带走。时间久了，有可能造成营养不均衡。吃粗粮要因人而异，患有胃肠道疾病的人不适合吃粗粮。

可能有人会说，粗粮口感太差，难以下咽。这个问题可以通过粗细粮搭配来解决，如绿豆粥、大米粥、小米粥、八宝粥等，都是很好的将粗细粮结合的例子。

小贴士 TIPS

消化功能较差的老年人、胃肠功能不强的儿童应该少吃粗粮，如果要吃，就要将粗粮细吃；

中年人，尤其是长期坐办公室的、面对电脑的、应酬较多的，要多摄入粗粮；

胃、肠溃疡及急性胃肠炎患者，慢性胰腺炎、慢性胃肠炎患者，要少吃粗粮。

⊙主食宜清淡

按照中国传统的饮食习惯，应该是清淡的主食搭配丰富的菜肴。然而，眼下却是几乎每种主食都带有油、盐或者肉，比如葱花饼、炒米饭、馅饼、肉饼、肉丝面条等，虽然是使得主食更加丰富多彩了，但是这样会摄入更多的油盐，给身体各器官带来更大的负荷，反而不利于健康。

⊙主食宜选择血糖指数低的食物

血糖指数，是指吃了含等价于100克葡萄糖的食物之后，两小时内血糖升高的曲线下面积，与进食100克等量葡萄糖或白面包后两小时内血糖升高的曲线下面积的比值。血糖指数反映了不同食物引起血糖应答的能力。一般来说，血糖指数低，意味着葡萄糖吸收速度较慢，血糖不会大幅度波动，对于控制血糖，减少胰岛素大量分泌很有好处。而为大多数人所喜爱的精白米面、饼干、蛋糕等即是血糖指数高的食物。要降低血糖指数，应该注意搭配粗粮，比如糙米、全麦面粉等。

小贴士 TIPS

地中海地区的饮食模式被人们奉为最健康的饮食榜样，大家可以作为参考。

地中海饮食的标准菜单如下：

每日食用：面包、通心粉（粗磨为佳）、米、玉米粥、土豆和多种谷物；蔬菜、水果、豆类和核桃；橄榄油（非精炼为佳）；果味酸奶和低脂奶酪。

每周数次食用：鱼、飞禽、鸡蛋和甜食。

一月数次（或次数更多，但数量较小）食用：猪、牛、羊肉。

定期进行体育运动，饮用适量的干葡萄酒。

掌握吃糖的限度

有人以甜饮料代替早餐，有人在饥饿的时候以糖果来充饥，这样做容易导致胃肠胀气、胃酸分泌过多、恶心、反酸等。

一提到糖，很多人首先想到的可能是肥胖、糖尿病、没有营养。实际上，这些与糖并没有直接的关联，人们对糖的认识大多只停留在了表面。

对糖的误解

⊙“糖没有营养”

首先要明确，葡萄糖是人体生命活动所需能量的主要来源，是必不可少的。而糖的主要成分也是葡萄糖，即可以为人体补充能量的葡萄糖，所以说糖没有营养是不科学的。没有任何一种营养素能够像糖类那样快速提升人体的血糖水平。而且，糖类还是蛋白质的保护伞。

⊙“吃糖引发糖尿病”

在这里，有必要为糖类开脱一下，说吃糖多容易得糖尿病是没有证据的。得糖尿病的原因有很多，比如遗传因素、感染、环境、饮食等。可能有的人糖和脂肪摄入过多，引发肥胖，进而患上糖尿病，但这并不能说吃糖容易导致糖尿病。

吃糖要掌握限度

虽说糖对人体的生命活动至关重要，是维持生命所需的必要物质。但是，吃糖过多，还是会引发很多疾病。

⊙龋齿

吃糖过多，会给口腔细菌的滋生繁殖提供良好的条件，逐渐溶化牙齿表面的珐琅质。细菌腐蚀牙齿，因而就有了虫牙。最好吃完糖漱漱口。

⊙维生素缺乏和营养疾病

大量吃糖后，血糖迅速升高，很快就有饱腹感。这样就会降低食欲，还会影响消化吸收，从而造成其他营养物质的缺乏，尤其是维生素B_1的缺乏，久而久之会出现厌食、呕吐、消化不良以及烦躁不安等神经系统症状。严重时出现面色苍白、肌肉松弛、抵抗力下降等营养不良症状，还会降低神经和肌肉的活动能力。另外，糖的消化过程还会消耗大量的钙，容易引起骨质疏松。

⊙影响视力

糖是产酸食物，会中和体内的钙、铬等碱性元素。而这些碱性元素是保持眼球弹性的材料之一，并能协助维持正常眼压。从这个角度讲，吃糖过多，血糖升高，容易导致近视。

吃糖四禁忌

⊙餐前不宜吃甜食

很多人都会有这种感觉，吃完甜食后很长一段时间内不会感觉到饿。甜食的特性就是可以延缓胃肠道的蠕动和排空，抑制食欲。正餐进食量减少，摄入营养物质不足以满足人体所需，会引起营养性疾病。因此，餐前1小时应该禁食甜食。

⊙餐后不宜立即进食甜品

餐后人体血糖升高，胰腺分泌胰岛素来降低血糖。如果再大量进食甜品，会给胰腺带来很大负担。长此以往，会导致胰腺病变。因此，餐后不宜立即进食甜品。

⊙空腹状态不宜进食糖果甜品

有人以甜饮料代替早餐，有人在饥饿的时候以糖果来充饥，这样做容易导致胃肠胀气、胃酸分泌过多、恶心、反酸等。

空腹的时候进食糖果，血糖迅速升高，胰腺分泌大量胰岛素来降血糖，结果可能导致血糖过度下降，出现低血糖反应，对身体造成更大的伤害。

⊙部分人不宜吃糖

肥胖的人、糖尿病患者、胃肠功能差、胃炎胃溃疡者、功能性消化不良的人、高脂血症患者和冠心病患者都不易进食糖果。

每天吃多少甜食

每天吃糖的总量不能超过50克。根据中国人的饮食习惯，一般每天摄入的糖不会超过这个标准，即使食用蛋糕、巧克力，也不会超标。而对于比较肥胖的人来说，应该尽量控制能量的摄入。

人对甜味的需求是与生俱来的，即使给一个出生没几天的婴儿喝糖水，他也会高兴。糖作为一种能提供能量的食品，在我们考虑膳食平衡的时候也应该把它考虑进去。保持身体健康，不致肥胖的根本之道是摄入能量少于或等于支出的能量，在这个基础上，适量进食糖是没有问题的。

合理吃零食

吃零食的危害并不是绝对的，要看吃了什么零食，在什么时间吃的。如果能掌握吃零食的规则，适量吃一些并不见得是坏事。

所谓零食，是指一日三餐之外的食物，干果、巧克力、饼干、话梅等。有人说，零食还是少吃为好，因为吃零食会干扰正餐，还会导致肥胖、营养不良、蛀牙等健康问题。其实，吃零食这个问题大家存在不少误区。吃零食的危害并不是绝对的，要看吃了什么零食，在什么时间吃的。如果能掌握吃零食的规则，适量吃一些并不见得是坏事。

零食三级跳

我们可以把常见的零食分为三个级别，分别是：优选级、条件级和限制级。

⊙优选级：水果、干果等，可以每天适量吃

水果中含有丰富的维生素和膳食纤维，两餐间吃一个水果，不但可以补充营养，还能满足人们对甜食的渴望。坚果是很多人喜欢的零食，核桃、杏仁、花生、南瓜子等含有丰富的B族维生素、维生素E及矿物质。减肥的人在饥饿的时候慢慢咀嚼十几颗大杏仁，可以增加饱腹感，有利于控制饮食。

当然，即使是对身体有益的优选级零食，也不是多多益善，需要讲究一些吃法。比如水果，应以当季、当地的为好，顺其自然的最有营养；饭后一个水果可能造成胀气和消化不良，因此，水果在两餐之间吃比较好；水果同样含糖，需要减肥的人在控制每天摄入的总热量时，应注意把水果的热量也计算在内，如果减了饭量但吃多了水果，也同样可能发胖。再比如，坚果中的脂肪含量普遍较高，很多炒货含盐量也比较高，有些人喜欢一边看电视一边吃杏仁、瓜子、花生之类的零食，不知不觉就吃了太多，长此以往就很容易发胖，而血脂、血压偏高的人，更不宜多吃。建议每天抓出一小把坚果，吃完就好。

⊙条件级：鱼干、肉干、水果干、海苔、黑巧克力、酸奶、乳酪、全麦饼干等，要有选择地吃

肉干、鱼干浓缩了鱼和瘦肉的营养，可以补充蛋白质、铁和钙；很多水果干的矿物质和膳食纤维的含量也很丰富，同时也是爱好甜食的人解馋的好选择；黑巧克力中的多酚类物质对心脑血管有益；全麦食品纤维素含量较高，还富含B族维生素，可以帮助降低血压和血脂，调节神经；牛奶是很好的钙源，如果不喜欢喝牛奶，也可以吃乳酪；酸奶含钙量高，并含有对人体有益的乳酸菌等，可以调整肠胃，帮助消化。

对于条件级的零食，更要加以分辨和选择。比如，单纯用脱水方法制成的肉干、鱼干、水果干、海苔，可以适当吃一些，如果添加了太多糖、盐和鲜味剂，或采用了腌渍的加工方式，则应尽量少吃；乳酪、黑巧克力、酸奶同样有热量较高的问题，肥胖的人吃了这些零食，主食就应该相应减少；全麦饼干虽然纤维素含量较高，但不意味着脂肪含量就一定低，购买的时候应多看看营养成分表，低脂低热量的当然更健康。

⊙限制级：糖果、膨化食品、蜜饯、奶油蛋糕、曲奇、起酥、卤腌肉、火腿肠等，最好不要吃

限制级的零食以精细加工为特征，在加工过程中往往会添加不利于人体健康的添加剂，如过多的盐、糖、香精、色素、含铝的膨化剂、含反式脂肪酸的起酥油以及含有亚硝酸盐的防腐剂等等，这些都是“臭名昭著”的健康大敌，膨化食品更被称为“垃圾食品”，是公认无益健康的“坏”零食，最好不吃。

健康零食三原则

第一，不要妨碍正餐。

吃零食不能妨碍正餐，只能作为正餐必要的营养补充。用零食代替正餐，会造成营养不良；不停地吃零食，会让肠胃“过劳”，造成消化功能紊乱；小孩子吃多了零食会影响三餐，造成偏食、厌食甚至营养不良。因此，吃零食与吃正餐之间至少相隔两小时左右，且量不宜过多，以不影响正餐食欲和食量为原则。

第二，要选择新鲜、天然、易消化的食品。

奶类、蔬果类，还有坚果类，很有营养。选择零食不要只凭个人的口味与喜好，营养价值及有利于健康才是首选。应该提醒的是，儿童要远离膨化食品和一些不合格的烘干食品。

第三，少吃油炸、过甜、过咸的食物。

儿童最喜爱吃快餐、巧克力、方便面，而且偏重口感和味道，油炸、甜腻、咸味重的零食对孩子们有着相当大的吸引力。但油炸和过甜的食品含有较多的脂肪和热量，会增加肥胖的危险，咸味过重的零食会增加成年后患高血压的危险。

走出零食三误区

误区一：吃零食不计较量。

很多人吃零食，单凭自己的口味，常常大量进食一些过甜、过咸的小食品，比如饮料、膨化食品等。这类小食品超量食用，摄入盐分、糖分过多，就会在营养、膳食平衡上出问题，引发营养不良及肥胖症等疾病。

误区二：蜜饯、果脯和水果一样有营养。

在加工过程中，一些蜜饯、果脯加入了很多糖或盐，也有些果脯食品中加入了防腐剂、色素、香精等添加剂，经常食用不利于健康，如话梅的含盐量就比较高，多吃无益。另外，一些蜜饯、果脯虽然营养丰富，但是含糖量也高，一些慢性病患者如糖尿病患者就不宜多吃。

误区三：坚果营养丰富，可多吃一些。

坚果类零食属于营养丰富的零食，所含纤维素及蛋白质都很丰富，维生素B及E含量也都高。坚果类零食虽然营养高，但其脂肪含量也很高，食用过量也会有发胖的危险。

不同人群不同吃法

⊙儿童应适时、适量地食用健康零食

儿童食用零食除了要做到适时、适量外，也不应根据个人口味的偏好，而应多选择富含钙质、蛋白质、纤维素的健康零食，如乳制品、水果、全麦食品等。

⊙孕妇吃零食可拓宽营养成分的供给渠道

水果和乳制品是首选，另外还可以换着花样地吃些核桃、瓜子、黑芝麻、大杏仁、大枣等，对妈妈宝宝都很有益处。

⊙老年人可把吃小零食作为加餐

老年人消化机能减弱，应该少吃多餐，每天除了三顿正餐外，还应有两三顿加餐，可以把吃小零食作为加餐。65岁以上老人早餐后2～3小时吃一次零食，可以选择维生素含量高的苹果、香蕉、橘子、猕猴桃、西瓜等新鲜水果。

午饭后小憩一会儿，等到下午3点左右来点坚果类的零食如葵花籽、南瓜子、花生、核桃仁、松子等，都是不错的选择。

瓜子、花生、松子限制在10粒左右，核桃仁两个就足够了。

吃素需讲究科学

严格的素食主义者在日常饮食中最需要重视的一点就是“均衡膳食”，因为只有均衡的膳食才能确保身体摄入足够的必需营养素。

吃素或吃荤，看你自己的需要

大部分女性素食者，素食的目的出于瘦身。殊不知，素食不但会致胖，弄不好还会致病。特别是那些只吃蔬菜、不吃米饭和肉类的素食者，很可能会越吃越胖。

蔬菜能量低，矿物质含量高，维生素丰富，但没有丰富的优质蛋白，没有人体必需的脂肪酸。唯青菜论者，身体缺乏蛋白质、能量、必需的脂肪酸和维生素B_{12}，最后就会导致营养不良。而不吃蔬菜只吃荤菜，就会蛋白质过盛、血脂过高。

在膳食中多吃素食、蔬菜水果等富含纤维的食物，确实有助于减肥，但只吃蔬菜水果的素食者，由于体内缺乏足够的脂肪，会形成强烈的饥饿感，与正常的饮食相比，会进食更多的蔬菜。由于蔬菜容易吸油，进食大量的蔬菜反而更容易摄入更多油脂，导致越吃越胖。

素食者由于不进食肉类食物，会导致动物蛋白质摄入不足，人体内的蛋白质、碳水化合物、脂肪就会失衡，免疫力下降、记忆力下降、贫血、消化不良就会接踵而至。

不管是素食还是肉食，均是人类不可缺少的食物。素食有素食的好处，肉食也有肉食的妙用。健康长寿的根本在于营养的搭配，而不是吃荤还是吃素。最好是了解了食物的营养含量以后，互相搭配，取长补短，才有利于健康。

吃素也要讲究科学

严格的素食主义者在日常饮食中最需要重视的一点就是“均衡膳食”，因为只有均衡的膳食才能确保身体摄入足够的必需营养素。

如何吃素食才能保证我们身体的健康？在平时应该注意哪些方面呢？

⊙每天的健康饮食

对素食主义者来说，要拥有健康的饮食，特别需要注意以下几点：

每天至少食用五种以上的蔬菜水果。

每餐中淀粉类食品的比例要占到三分之一，例如面条、米饭、谷物以及豆类。

食用一些含有蛋白质的食物，如乳制品、鸡蛋或豆类，尽量做到饮食的多样化。

尽量采用焙烤、水煮、蒸制或微波炉的方法烹调食品，减少食物在油中煎炸的过程。

减少糖类的摄入量。

减少烹调中食盐的添加量。

每天确保饮用1.2升水，如果从事体力劳动则饮水量还要更多。但是，同时要确保自己摄入足够量的必需营养素，特别是蛋白质、铁和硒，因为通常在素食主义者的饮食中，这三种营养素的摄入是不足的。

⊙通过饮食补充蛋白质

保证每日的蛋白质摄入对素食主义者来说是非常重要的。

下述几种食物都是很好的蛋白质来源，素食主义者最好从多种食物中摄取蛋白质：大豆及大豆制品（豆腐），乳及乳制品以及坚果、鸡蛋。

如果保证膳食中同时含有多种蛋白质食物，而且经常这么做的话，还是有机会使必需的氨基酸得到一定程度的补充的。例如进食下列食品：富含豆类的吐司面包，含有谷物成分的牛奶，米饭和豆类沙拉，面包和奶酪，豆子汤，豆沙面包。

切忌单纯依靠一种食品作为蛋白质的补充来源，因为这可能会导致机体营养素的缺失。例如，完全依靠奶酪作为蛋白质来源，可能会导致素食者摄入过量的饱和脂肪酸。而如果膳食中长期缺少乳及乳制品，就要通过多吃大豆、米饭或者多喝燕麦饮品来补充钙质。

⊙从饮食中获取足量的铁

尽管肉类是铁元素最好的来源，但是，对于素食主义者来说，也可以从下列食品中获取：豆制品，面包，绿色蔬菜如西洋菜、卷心菜等。

值得注意的是，如果我们将含铁的食物与富含维生素C的食品一起食用，将更有利于机体对铁的吸收。因此，建议素食者在用餐时吃一些水果蔬菜，或适量饮用果蔬汁。

素食者还应尽量避免以茶和咖啡等饮料佐餐饮用，因为它们会阻碍机体对铁元素的吸收。建议最好在饭后一小时后再饮用茶和咖啡。

⊙从饮食中获取足够的硒

保证膳食中足量的硒摄入对于素食者来说十分重要，因为硒是机体免疫系统正常运转的有力保障。

肉类、鱼和坚果是硒的良好膳食来源，所以对于素食者来说，只有通过食用坚果类食品才能保证摄入足量的硒。素食者每天食用一小袋多种混合的无盐坚果，就可以很方便地改善膳食中硒摄入不足的问题。

面包和鸡蛋中也含有一定量的硒。另外，对于严格的素食主义者来说，还需要加强膳食中维生素B_{12}的补充，如食用酵母食物和维生素B_{12}营养强化面包及谷物食品。

盘点不健康的饮食习惯

每日50～60克蛋白质对大多数成年人而言足以满足机体需要，只有婴幼儿、儿童、妊娠期及哺乳期妇女和创伤修复期的病人才需要更多的蛋白质。

暴饮暴食

暴饮暴食是指在短时间内进食大量食物，超过胃肠功能的负荷。暴饮暴食可引起急性胃扩张，诱发急性胃肠炎、急性胃溃疡穿孔，甚至诱发心脏病、急性胰腺炎等。可以说，暴饮暴食是饮食的第一大忌。

古人根据长期的养生经验早就提出了“食不过饱”的说法。从近期反应看，过饱会影响胃肠道的生理功能；从远期反应看，过饱会使体内的热量过剩，引起肥胖，并可加速衰老进程；从营养素吸收的角度看，一次性摄入大量优质食物，会使其中的大部分营养素（如蛋白质等）无法被充分吸收，从而造成浪费。

大量进食腌制食品

腌制食品，如咸菜、咸鱼、火腿、香肠等均含有较高的硝酸盐，硝酸盐可还原成亚硝酸盐，对人体产生较大的危害。以腌制的泡菜为例，新鲜蔬菜都含有少量的硝酸盐，对人体并无大碍。但在使用较多盐分腌制的过程中，硝酸盐会还原形成对人体有害的亚硝酸盐。食用腌制食品后，亚硝酸盐在胃内胃酸及硝酸还原菌的作用下，与膳食蛋白质分解产物二级胺反应生成致癌物质亚硝胺，会增加食管癌、胃癌、肝癌和大肠癌等发病风险。因此，从预防癌症、维护健康的角度看，减少腌制食品的摄入是极为重要的。

盲目迷信保健品

根据我国《保健食品管理办法》的规定，所谓“保健食品”，系指具有某种特定保健功能的食品，即适宜于特定人群食用、具有某种调节机体功能，不以治疗疾病为目的的食品。保健食品的基本特点是：一定是食品，具备所应具备的所有特征；必须具备至少一种可被整体实验所验证的特定而确定的保健功能，并以此与普通食品区分开；对人体的保健作用，应定位于“调理”和“预防”，而非“治疗”，这点与药品存在根本性的不同；其应用范围远远小于一般意义上的普通食品，应用对象是某特定人群而非全体人群。这当然不排除某些保健食品可能拥有较为广泛的应用群体，但可以肯定地说，适宜于全体人群的保健食品是不存在的。

不可否认，目前人们对保健食品的认识较为混乱。常见的认识误区包括：其一，用保健食品代替正规的治疗药品，结果耽误治疗，甚至导致病情恶化；其二，用保健食品代替一般食品，结果导致能量及营养素摄入缺乏或失衡，甚至导致营养不良；其三，在没有任何指征的情况下，盲目滥用保健品，结果难以收到应有的保健效果，并导致更多的花费。

以目前很多人大量进补的蛋白粉为例。研究早已明确，每日

50～60克蛋白质对大多数成年人而言足以满足机体需要，只有婴幼儿、儿童、妊娠期及哺乳期妇女和创伤修复期的病人才需要更多的蛋白质。但在实际生活中，许多人在并无蛋白质缺乏的情况下，盲目进补蛋白粉，希望借此提高免疫力等等。实际上，高蛋白质摄入会给人体健康带来很多不利影响，例如长期的高蛋白摄入会增加肾脏负担；摄入过多的蛋白质还可促进钙从骨质中溶解，增加钙的丢失。研究表明，蛋白质摄入量每增加1克，就会导致1.75毫克的钙从尿液中丢失。长此以往，骨质疏松的发生风险大为增加。

第三部分

饮食有度，让疾病望而却步

痛风——合理饮食降低血尿酸

痛风患者注意限制脂肪摄入量，一定要采取低脂肪膳食。

痛风的营养治疗的目的是尽快终止急性症状，预防急性关节炎的复发；减少并发症的产生或逆转并发症，阻止或逆转伴发病。因此，治疗上一方面控制急性痛风性关节炎，另一方面促使尿酸排泄增加，调节饮食，防止过胖，控制高尿酸血症。

⊙减少内源性尿酸生成

限制总能量。争取每天不超过每公斤体重20～30千卡；限制蛋白质的摄入量，要求不超过总能量的11%～15%，以植物蛋白为宜，动物蛋白可选用牛奶、奶酪和鸡蛋。

⊙促进体内尿酸排泄

肥胖者应该控制体重，使其逐渐降至理想体重范围内，但一定要注意循序渐进，操之过急会引起急性痛风；禁酒类，酒类的主要成分乙醇可诱发糖异生障碍，抑制尿酸排出，严重者也能促发急性痛风；限制脂肪摄入量，一定要采取低脂肪膳食，同时也能预防高血压、高脂血和冠心病等；碱性食物可降低血液和尿液的酸度，并可使尿液碱性化，从而增加尿酸在尿中的可溶性；多饮水排尿，促进尿酸排出。

骨质疏松——补钙要看吸收情况

骨质疏松主要由缺钙引起，在饮食方面不仅要补充钙，还应该补充促进钙的吸收以及与钙共同形成骨骼的营养元素。

骨质疏松症的诱发因素

骨质疏松症，究其原因主要是因为体内缺钙。容易诱发骨质疏松症的主要有以下因素：

⊙经常吸烟酗酒。烟酒或咖啡因摄入过量，会促使钙大量流失，引起骨质疏松。

⊙年龄因素。绝经后的妇女及其他中老年人，因性腺功能衰退、性激素下降而引起骨质疏松。

⊙营养因素。中老年人食欲差或者进食量少的，蛋白质、维生素等营养物质供给不够而造成严重缺钙，骨组织的基本物质供应不足，易诱发骨质疏松。

⊙长期缺乏日光照射。日光照射能促进钙的吸收，长期待在室内也会影响体内钙的含量。

⊙户外运动太少。锻炼身体活动肌肉能促进骨骼的生长，加速钙在骨内的沉积。

⊙糖尿病人比正常人更容易患骨质疏松症。

骨质疏松症患者的营养对策

骨质疏松主要由缺钙引起，在饮食方面不仅要补充钙，还应该补充促进钙的吸收以及与钙共同形成骨骼的营养元素。

⊙每日摄入充足的蛋白质

中老年人必须每日摄入充足的蛋白质。蛋白质是形成骨骼的基本材料。需要注意的是，也不能补充过量的蛋白质，那样容易促使骨质中的钙溶解，造成钙的流失。

⊙钙的摄入必不可少

防治骨质疏松症，钙的摄入必不可少。钙是形成骨骼的重要材料，帮助形成骨架，使其坚固持久，并能维持身体平衡。新骨的形成也需要钙。尤其是大量摄入蛋白质的时候，更要补充钙，因为蛋白质增加就意味着从尿液中排出更多的钙。考虑到钙的吸收率，以适量进食牛奶、奶粉等为好。

⊙摄入适量的维生素D

维生素D可以促进肠道对钙的吸收利用，是调节钙磷代谢必需的营养元素。中老年人多晒太阳，混合膳食，就可以满足正常的需要。

⊙维生素C

维生素C和骨胶原的形成有关系。骨胶原是连接骨骼、牙齿、结缔组织等所必需的。骨折或手术后，维生素C对伤口的愈合非常重要。富含维生素C的食物主要有新鲜的绿色蔬菜、柑橘、西红柿、红果、猕猴桃等。多吃水果和绿色蔬菜即能补充足量的维生素C。

混合膳食，丰富营养

补充各种营养素，需要的不是特意地摄入蛋白粉或者食用补钙剂，而是均衡膳食，合理搭配，正确食用，多吃水果、绿色蔬菜及乳制品。保持健康的饮食习惯，就足以保证摄入的营养素满足人体所需了。

慢性肾衰——限制蛋白质摄入是关键

慢性肾衰患者在日常饮食中应限制蛋白质的摄入量，并尽量多地供给优质蛋白。

慢性肾衰的营养治疗

慢性肾衰的营养治疗的主要目的是降低血尿酸、氮的滞留，防止机体内蛋白质分解，维持氮的总平衡，争取保证必要的营养，增强抵抗力，减缓病情发展，预防并发症。营养治疗的原则主要有以下要点：

⊙限制蛋白质的摄入量，并尽量多地供给优质蛋白。

⊙限制谷类蛋白质（植物蛋白），如：豆类及其制品、硬果类及粮食类等。

⊙采用麦淀粉（或玉米淀粉）为主食。

⊙补充优质蛋白质，如：鸡蛋、牛奶、瘦肉等，并均匀分配在三餐内，以更好地发挥蛋白质的互补作用。

⊙可以任意选用的食品：土豆、白薯、藕、荸荠、山药、芋头、南瓜、粉条等。

⊙每日必须保证充足的热量。

⊙每日摄入热量2000～3000千卡。

⊙以主食为热量的主要来源。患者进食量较少时，可在饮食烹制时增加糖及植物油以满足热量的摄入。

⊙急性期患者开始2～3天一般不能进食，可采用静脉输液以补充热量及营养素的需要。

⊙钾和钠的供给量要根据患者水肿情况及病情需要灵活掌握。

⊙出现高钾血症时应慎用水果及蔬菜，其余患者可以随意选用。在烹调时可用大量水煮泡以去除部分钾。

⊙钠的摄入量视患者水肿程度而定，若有钠潴留应采取限盐饮食。

⊙随着大量水分的排出，会有大量电解质丢失，也可导致低钠血症，可以口服或静脉滴注氯化钠以补充钠盐。24小时尿量超过1500毫升者，应酌情补充钾盐。

⊙采用透析疗法的病人，饮食中应注意适当补充蛋白质。

⊙无机盐和维生素应摄入充足。

麦淀粉食品的制备

⊙麦淀粉的制备

将面粉加适量水揉成面团，用手捏至光泽不粘手为止；

在室温下放置1～2小时；

在面团内加水约为面团的3～4倍；

用手轻捏面团将淀粉洗入水中；

反复加水捏洗4次，直至洗不出淀粉为止；

将4次浆水集中，用80目筛过滤；

静置后弃去上层清水，将下沉淀粉盛入布袋中晒干，用重物压干。

⊙**用麦淀粉制作主食**

用麦淀粉500克、滚开水约半斤和成面团，揉在一起；

分成适当大小的块，擀平可制成蒸饺、馅饼、蒸糕、烙饼等；

若擀平切成面条，面片要蒸熟后，另加入配好的调料，可制成炒面、焖面、汤面或凉拌面等。

⊙**用麦淀粉制作点心**

土豆100克（或白薯、南瓜、山药、芋头等均可）蒸熟去皮拌成泥状；

加入麦淀粉50克、糖30克搅拌均匀，分成4～5份；

取1份摊平做成饼状，放油锅中煎熬，可供煎4～5个小饼。

⊙**用麦淀粉制作饼干**

用麦淀粉250克、糖100克、植物油25克和开水适量来和成面团，制成饼干状，上面可放置少许芝麻、核桃、花生等，置于烤箱中烤熟。

⊙**其他几种麦淀粉食品的制备**

摊鸡蛋饼：用凉水、鸡蛋与适量麦淀粉调成稀糊状，在煎锅中放适量植物油，倒入适量稀糊，摊平煎熟。

炸排叉：将麦淀粉用适量滚开水合成面团，待冷却后打入一个鸡蛋，放少许盐，揉入面团内，擀成薄片，切成斜条，放入油锅中炸焦。

粉肠：麦淀粉50克，瘦肉末50克，盐、味精、料酒、葱和姜末少许，鸡汤适量等，用滚开鸡汤（或开水）将上述原料调成稀糊状，灌入肠衣内，用线结成段，置蒸锅中，蒸至半熟，取出用针在肠段上扎孔数个（防崩裂），然后再置于锅中蒸熟。

高血压——少盐多鱼防中风

大量研究成果证明，吃得咸或口味重是造成高血压的重要因素。

高血压，因为缺乏早期症状，因此又被称为“无声杀手”。目前全世界有十几亿高血压患者，更有无数的人因为高血压的并发症死亡。我国每年10月8日为“高血压日”，号召大家膳食健康、控制血压。

高血压致病因素

经研究，发现引起高血压的原因很多，最主要的是遗传因素、营养因素、吸烟和精神心理因素。高血压属于多基因遗传病：饮食过咸、大量饮酒、动物脂肪摄入过高，可使血压升高；吸烟会加速动脉粥样硬化，引起血压升高；长期紧张焦虑而又缺乏锻炼也容易患高血压。从这几个角度考虑，高血压的发病率是脑力劳动者高于体力劳动者；北方地区高于南方地区；城市高于农村；吸烟酗酒者高于无烟酒爱好者；肥胖者高于正常体重者。

少盐多鱼防中风

⊙吃得咸是造成高血压的重要因素

大量研究成果证明，吃得咸或口味重是造成高血压的重要因素。人体摄入过多食盐，造成水和钠在体内滞留，导致血管腔变细，血压上升，同时还增加肾脏的负担，又使血压升高。因此，高血压患者饮食要清淡，不宜太咸。另外，现在市场上出售的高钾低钠盐，其主要成分以钾离子为主而非钠离子，而且钾还有保护心血管系统的功能，选用平稳血压的钾盐来代替升高血压的钠盐，对于高血压患者来说也是不错的选择。

⊙多吃鱼可降低患高血压的风险

高血压患者少吃盐的同时要多吃鱼，这是因为血液中与血小板相关的前列腺素A_2是一种强烈的血管收缩因子，并且会促进血小板聚积，诱发血体形成。而多吃鱼的话，人体内起收缩作用的血体素A_2明显减少，血液的凝固性也降低，从而降低了患高血压的风险。

高血压非药物疗法

对于轻度的高血压患者，可以采取非药物治疗，只要坚持做到健康膳食、勤于锻炼，很容易治愈。对于重症患者，也要在药物治疗基础上，辅以非药物治疗，尽可能减少药剂量。

⊙保持标准体重。肥胖者、超过健康标准者应该努力减肥，控制体重。肥胖也是导致高血压的一大因素。减轻体重可使血压下降，心率减慢。

⊙勤于锻炼身体。做一些温和的运动，如跳舞、散步、慢跑等，能改善高血压症状。但是，尽量避免剧烈运动。

⊙戒烟戒酒。烟酒都会使血压升高，也会影响药物治疗。

⊙保持乐观的情绪。不良情绪如焦虑、紧张、忧伤，会使血液中一些血管活性物质分泌增多，血压升高。高血压患者要注意控制情绪，保持心情舒畅平和，这样对降低血压有益。

小贴士 TIPS

高血压患者的饮食建议

可以选择的食物：

富钾的食物：土豆、蘑菇等。

富含钙、维生素和微量元素的食物：新鲜蔬菜、水果、瘦肉等。

富含优质蛋白、低脂肪、低胆固醇食物：无脂奶粉、鱼类、豆制品等。

禁食或少食的食物：

高钠食物：咸菜、榨菜、腌制食品、火腿，加碱或发酵粉、小苏打制作的面食和糕点。

高脂肪、高胆固醇食物：动物内脏、肥肉、鸡蛋黄、松花蛋等。

反式脂肪酸含量过高的食物：人造奶油，富含氢化油、起酥油等的糕点和方便食品等。

辛辣有刺激性的调味品：浓的咖啡、茶和肉汤等。

维生素及矿物质制剂——中老年人要不要补充?

虽说按照正常膳食的标准摄入食物，应该能够满足人体所需。但是大部分人都想不到的是，在食品的加工、运输及存储过程中，营养成分会部分甚至全部流失。

维生素及矿物质制剂的作用

这些制剂主要成分即各种维生素和矿物质，用来补充人体摄入不足的营养成分，常见的有钙片、铁剂、鱼肝油丸等。过去人们只在确诊缺乏某种营养物质时才补充相应的制剂，但是现在越来越多的研究表明，一些由于营养物质缺乏而引起的慢性病正在蔓延，长期营养物质缺乏可能导致严重的后果。因此，科学家对这方面的研究也越来越重视。

虽说按照正常膳食的标准摄入食物，应该能够满足人体所需。但是大部分人都想不到的是，在食品的加工、运输及存储过程中，营养成分会部分甚至全部流失。而且，由于个人的饮食习惯、特殊生理时期等，并不能保证总能达到推荐摄入量的标准。还有一点需要考虑的是，不缺乏水平并不等于基本能够预防水平。要想达到疾病预防的目的，仍需补充一定量的维生素和矿物质。下面单从食品烹调过程来谈论营养物质的流失。

烹调导致矿物质和维生素流失

生活中很多食品都需要经过烹调才能食用，而烹调前的准备、烹调的过程，都会造成营养素的流失。烹调，一方面是要使食品更容易消化吸收，另一方面也要注意尽量减少营养成分的流失。

⊙大米的营养素损失情况

从淘米开始，就会导致维生素、矿物质和糖类的损失。淘米次数愈多，洗米的水温愈高，在水中浸泡的时间愈长，各种营养素的损失就愈严重。米饭烹调加热时，维生素会再次损失，若烹调方法不当，将损失更多。所以，米饭最好是用煮、蒸的方法烹调，淘米次数不能太多，不宜用热水淘米。

⊙面食的营养素损失情况

首先，小麦磨成面粉的过程就会有营养成分的损失。通常，面粉越细腻越白，营养成分损失越多，含矿物质和蛋白质越少。制作面食的方法很多，蒸、煮、炸、烤等。其中用蒸、煮的方法烹调，营养物质损失较小，而制作油炸食品时，营养成分损失会很大，维生素B几乎全部损失掉了。这也是为什么不建议吃油炸食品的原因之一。

⊙蔬菜的营养素损失情况

维生素C是非常容易损失的一种营养素。蔬菜长时间浸泡，切好的菜置于空气中，都会造成维生素C的损失。急火快炒有利于保护维生素C，蒸、煮的烹饪方式大约能保存70%～80%的维生素。而罐装蔬菜或者冷冻存储的蔬菜会造成维生素损失殆尽。因此，蔬菜最好用流水冲洗，减少浸泡时间，做成汤比炒菜更有营养，现做现吃，最好不要反复加热。

⊙肉类、鱼类的营养素损失情况

就这类食品而言，爆炒相对要比红烧、清炖损失的维生素少。如果个人喜欢红烧或清炖的口味，最好连同汤汁一起食用，以免浪费营养成分。

采用合理的烹调方式是减少营养素流失的办法之一，但是仍然不能保证能够百分之百地不损失任何营养成分。因此，适量地补充一些维生素和矿物质是很有必要的。

复合型维生素和矿物质制剂可保证营养均衡

人体内不同的营养物质之间相互影响，有的是相互促进，有的是彼此抑制，如维生素E促进维生素A在肝脏内的储存；维生素B_1能提高维生素B_2的利用率，当食品中缺乏多种B族维生素时，若仅补充维生素B_1，则会加剧烟酸缺乏症的发展；而大剂量维生素C能破坏体内的维生素B_{12}，而大剂量维生素B_{12}又可导致叶酸的缺乏等。因此，补充各种营养剂还要考虑营养均衡的问题，复合型的维生素和矿物质制剂解决了这个问题，不至于因为随意补充营养而带来其他问题。

制剂一般分为片状、胶囊或者液体。在购买营养制剂的时候要仔细阅读说明书，明确这种营养剂所补充的成分，对人体机能的影响，正常应该是保健功能，而不是说此种制剂能治疗何种疾病。注意观察它的禁用情况和可能的副作用。要选用正规厂家，符合安全生产规范的，在保质期内食用。

肥胖症——能量负平衡是关键

减肥的中心原则是使身体能量代谢处于负平衡状态，即一方面降低能量摄入量，另一方面增加能量消耗量。

肥胖症患者的一般特点为体内脂肪细胞体积和数量的增加，导致总体重超标和总体脂占体重百分比的异常增高，并在某些局部（如腰部等）过多沉积脂肪。如果脂肪主要蓄积于腹壁和腹腔内，被称为“中心性”或“向心性”肥胖，是多种慢性疾病的重要的危险因素之一。

如何判断你到底胖不胖

如今判断是否肥胖有两种方法最为常用：一个是体重指数判定，另外一个是腰围判定。

⊙体重指数判定

体重指数（BMI），也称体质指数，其计算公式为：

BMI=体重（kg）÷身高的平方（m^2）。

⊙腰围判定

腰围是指腰部周径的长度。脂肪在身体内的分布，尤其是腹部脂肪堆积的程度，与肥胖相关性疾病有很高的关联性。目前认为，腰围是衡量脂肪在腹部蓄积（即“中心性肥胖”）程度最简单、最实用的指标。并且，腰围大于界值（即腹部脂肪增加）是独立危险因子。

中国成人超重和肥胖的体重指数、腰围界限值与相关疾病危险的关系

分类	体重指数（kg/m^2）	腰围（cm） 男<85 女<80	男85～95 女80～90	男≥95 女≥90
体重过低	<18.5	—	—	—
体重正常	18.5～23.9	—	增加	高
超重	24.0～27.9	增加	高	极高
肥胖	≥28	高	极高	极高

肥胖症患者的营养治疗

减肥的中心原则是使身体能量代谢处于负平衡状态，即一方面降低能量摄入量，另一方面增加能量消耗量。在此过程中，应保证蛋白质、必需脂肪酸、矿物质、维生素、膳食纤维等营养素的合理摄入及适宜的分配比例，即保持平衡膳食原则。同时，在制定和实施营养治疗方案时，必须遵循个体化原则。此外，需纠正患者的不良饮食习惯。

脂肪肝——饮食控制是根本

脂肪肝发病率的增高，与人们生活水平的提高和饮食结构的改变有着密切关系。

脂肪肝的饮食原则

⊙饮食要规律

许多研究的结果表明，过量地摄食、吃零食、夜食等不规律的饮食习惯可扰乱体内代谢动态，为肥胖症和脂肪肝的患病提供条件。晚餐吃得过多、临睡前加餐及喜吃零食，也是得脂肪肝的危险因素。

⊙适当提高蛋白质的摄入量

每天摄入的动物蛋白和豆类蛋白，以每千克体重1.2～1.5克为宜，各占50%左右。蛋白质具有增强免疫力、保护肝脏的功能。摄入足够的蛋白质能促使已损伤的肝细胞恢复和再生。

⊙减少糖类和甜食的摄入

谷类食物中供应的碳水化合物已经能够满足需要，过多的糖类会转变为脂肪，从而导致肥胖，促使脂肪肝的形成。糖类主要通过谷类摄取，应避免摄入含蔗糖类食品和甜食，适当补充蔬菜、水果。超重患者应特别注意限制糖类摄入，纯糖类食品更应严格控制。

⊙控制脂肪和胆固醇

脂肪过高对肝病不利，脂肪在肝内沉着后，会妨碍肝糖原的合成，并使肝功能减退，因此应限制脂肪的摄入量，每日每千克体重0.5～0.8克即可。每日用于烹调的植物油以不超过25克为宜。对含胆固醇高的食物，如蛋黄、肥肉、动物肝脏、鱼子、蟹黄等应适当控制。

⊙一定不要酗酒

酗酒可引起并加重肝内脂肪沉积。脂肪肝的主要危险因素是日均饮酒量大、年均醉酒次数多、酒龄长。

⊙补充维生素、矿物质和膳食纤维

维生素E、维生素C、维生素B_{12}、叶酸、胆碱、锌、镁等，均可以促进和维持机体正常代谢，纠正或防止营养缺乏。特别是胆碱，对预防和治疗脂肪肝有明显效果，它能促进脂肪分解，降低血中的甘油三酯和胆固醇。脂肪肝患者饮食不宜过分精细，主食应粗细杂粮搭配，多食蔬菜、水果和藻类，以保证膳食纤维的摄入。膳食纤维可减少能量的吸收，并增加饱胀感，阻断胆固醇的肝肠循环，减少其再吸收。膳食纤维包括含纤维素、果胶、木质素等成分的食品以及海藻等蕈藻类。

⊙肥胖性脂肪肝患者的特殊营养治疗

该类患者还应坚持低盐饮食，减少水在体内的潴留，减轻体质量。减重期间以每天供给1～2克食盐为宜，待体质量降至正常范围内，可维持在每日3～5克。

⊙严格限制油炸、油煎食品

宜采用蒸、煮、烩、炖、熬等烹调方法，尽量减少脂肪的摄入量，以便控制体重及保护肝脏。

便秘——成千上万人的困扰

先搞清病因，才能确定是否要食用香蕉和蜂蜜来缓解便秘。如有原发性疾病，应先积极治疗病，再考虑饮食干预。

所谓便秘，是指大便次数太少，或排便困难、不畅，粪便干结、太硬，量少。严格来说，便秘是一种症状，而非一种疾病。但这一症状却困扰着成千上万的人。

便秘的营养治疗原则

⊙增加膳食纤维的摄入。膳食纤维多含于粗粮和一些蔬果中，它本身不被吸收，却能使粪便膨胀，刺激结肠动力。所以，应鼓励便秘患者每日食用1～2顿粗粮，可选用玉米面、糙米、燕麦等；同时，多吃纤维含量高的蔬菜水果，如芹菜、韭菜、白菜、油菜、菠菜、笋类、苹果等。海藻类食品中膳食纤维含量亦较高，不妨一试。

需要指出的是，应根据自己胃肠的耐受情况决定膳食纤维的摄入量，从少量起逐渐增加，以免引起或加重腹痛、腹胀。

⊙鼓励患有便秘的朋友多饮水。晨起饮1杯凉开水，对很多便秘患者不失为一种行之有效的办法。

⊙可根据身体状况，适量增加运动，以增强腹肌的力量，同时改善植物神经对肠道的调节功能。这对老年便秘患者显得更有意义。

⊙不食用刺激性食物和调味品，如辣椒、咖喱等。

⊙适量增加烹调用油量，如豆油、花生油、芝麻油或葵花籽油等，作为肠道润滑剂，以利通便。但对于患有肥胖症、高脂血症、冠心病的朋友，应慎用此法。

⊙可采用通便措施，包括使用通便剂如通便灵等，但应注意不宜用量过大，以防引起腹泻。开塞露等外用药亦可一试。

⊙养成定时排便的良好习惯。这对于有粪便嵌塞的老年患者尤为重要。一般早晨睡醒后肠道运动增强，因此可鼓励患者晨起排便，如不行，还可在晚餐后再次解便。不论能否解便，均定时如厕，以利于形成规律排便的习惯。

⊙便秘的治疗需特别强调个体化。应注意调查患者的个性，解除其心理压力，这对很多患有便秘的朋友来说是重要而有效的。

走出便秘常见误区

⊙误区一：便秘就要多吃粗纤维

得了便秘首先要搞清病因。如果是单纯的因摄食纤维过少引发的饮食性便秘，应在膳食中增加膳食纤维，同时要多饮水，以达到缓解便秘的目的。但如果是因为肠道肿瘤或炎性粘连等造成梗阻而引起的机械性便秘，则必须首先解除肠道梗阻。在解除肠道梗阻之前，不能摄取粗纤维食物，否则，将加重梗阻，导致严重后果。再比如糖尿病引发的便秘，其治疗的关键在于控制好血糖。若血糖控制不理想，即便摄食粗纤维也无济于事。因此，便秘患者只有在明确病因的前提下，才能采取正确的治疗措施。

⊙误区二：得了便秘就要多吃香蕉和蜂蜜

首先，如前所述，先搞清病因，才能确定是否要食用香蕉和蜂蜜来缓解便秘。如有原发性疾病，应先积极治疗病，再考虑饮食干预。

其次，部分因糖尿病引发便秘的患者，多吃香蕉可能引发血糖波动，这对身体的影响更大，因此不提倡对此类便秘患者采用“香蕉疗法”。此外，对香蕉也要“一分为二”：一般来说，成熟的香蕉才可能有润肠通便的作用，而生香蕉的作用恰恰相反，不仅不通便，还有收敛的可能，因此不能一概而论。

再次，部分老年便秘患者常食用蜂蜜缓解便秘。应注意的是，若一次性大量摄入蜂蜜，可能导致腹胀，降低食欲，这对老年朋友而言是非常不合适的。

糖尿病——科学饮食控制血糖

在控制总热量的前提下，营养素含量相似的食物间可以等量交换。

在糖尿病的饮食治疗中，食品交换是非常重要的一个方法，也是基本方法。它的核心内容是：

⊙控制总热量，使体重达到并维持在理想或适宜的水平。

⊙控制主食与副食的摄入量。

⊙在控制总热量的同时，掌握好三大产热营养素的比例，即糖类占总热量的60%，脂肪占25%~30%，蛋白质占10%~15%。

⊙在控制总热量的前提下，均衡分配各类食物的摄入，构成“平衡膳食”。

⊙在控制总热量的前提下，营养素含量相似的食物间可以等量交换。

如果转换成数字，即食物所含热量90千卡为一份，这样食物品种便可以根据所需热量任意互换了。即25克粮食和500克蔬菜或200克水果提供的热量大约都是90千卡，你既可以选择25克的粮食，也可以选择500克的蔬菜或200克的水果。

食品交换，优点多多

⊙易于达到平衡。只要每天膳食包括四大类八小类食品，即可构成平衡膳食。

⊙便于控制总能量。因为主食和副食同时控制，对总能量可以做到心中有数。

⊙便于计算总能量。四大类和八小类食品中每份所含能量约为90千卡，这样便于快速估算每日摄取多少能量。

⊙做到食品多样化。同类食品可以任意选择，避免食物单调，使患者感到进餐是一种享受，而非一种负担。

⊙利于灵活掌握。患者掌握了糖尿病营养治疗的知识，即可根据病情，在原则范围内灵活运用。

食品交换的4大类食物营养价值

组别	类别	每份重量/克	热量/千卡	蛋白质/克	脂肪/克	碳水化合物/克
谷薯组	谷薯组	25	90	2	—	20
果蔬组	蔬菜类	500	90	5	—	17
	水果类	200	90	1	—	21
肉蛋组	大豆类	25	90	9	4	—
	奶制品	160	90	5	5	6
	肉蛋类	50	90	9	6	—
油脂组	坚果类	15	90	4	7	2
	油脂类	10	90	—	10	—

糖尿病患者食用水果四“把握”

⊙把握好病情：糖尿病人在血糖控制稳定后，即餐后2小时血糖在11.1mmol/L以下，糖化血红蛋白小于7.0%时，可适量进食部分水果；若血糖水平持续较高，或近期波动较大，暂不食用水果。

⊙把握好时机：水果不要和正餐合吃，而应作为加餐，可选择在上午10点或下午3点左右食用。

⊙把握好种类：应选择含糖量相对较低及升高血糖速度较慢的水果。后者对不同的糖尿病人可能有一定差异，可根据自身的实践经验作出选择。一般而言，西瓜、草莓等含糖量较低，对糖尿病人较为合适，而柿子、香蕉、鲜荔枝等含糖量较高，糖尿病人不宜食用。

⊙把握好数量：糖尿病人每日食用水果的量不宜超过200克，同时应减少半两（25克）主食，这就是食物等值交换的办法，以使每日热能摄入的总量保持不变。

口腔溃疡——保证B族维生素的摄入

相当一部分的口腔溃疡和某些营养物质摄入过少有关。因此，合理地补充营养素，是口腔溃疡非药物治疗的基础。

口腔溃疡也是人们常说的“烂嘴角”，一年四季都有可能发生。口腔溃疡的原因很多，如口腔炎症、病毒感染等。但不可否认的是，相当一部分的口腔溃疡和某些营养物质摄入过少有关。因此，合理地补充营养素，是口腔溃疡非药物治疗的基础。

保证B族维生素的摄入

很多口腔溃疡的发生与B族维生素缺乏有关，特别是维生素B_1、维生素B_2、烟酸等的缺乏。在日常的烹调活动中，洗米、蒸饭等行为不当，可能造成B族维生素的大量丢失。有研究表明，洗米可丢失60%的维生素B_1和25%的维生素B_2；蒸米饭可造成17%的维生素B_1损失；蒸馒头可损失21%的维生素B_1和12%的维生素B_2。此外，长期进食精细米面，长期吃素食，也容易造成B族维生素的缺失。为此，应做到主食粗细搭配、荤素搭配，多进食糙米、瘦肉、奶类、坚果类食物。如果有吃素的习惯，应注意进食豆类制品和蛋类制品，同时注意补充复合维生素B片（每日3次，每次1片）。

注意补充卵磷脂

有人因种种顾虑，长期不吃鸡蛋黄，结果是缺乏蛋黄中富含的卵磷脂，导致口腔溃疡。每日进食1个完整鸡蛋，长期坚持，就能收到很好的效果。高脂血症患者隔日进食一个鸡蛋，不会导致血胆固醇增加，同时又能保证卵磷脂的摄入。

保证优质蛋白质的摄入

优质蛋白质是修复口腔溃疡创面所必需的营养素。牛奶、鸡蛋、瘦肉、海产品、豆类等均是优质蛋白的良好来源，每日应保证一定的摄入量。具体而言，每日1袋牛奶（250毫升）、1个鸡蛋、100克瘦肉或海产品、100克豆类制品，基本能满足常人优质蛋白的摄入。在出现口腔溃疡后，可适当增加1袋牛奶或2个鸡蛋清或1两瘦肉。长期吃素者，要保证豆类摄入，以满足蛋白质所需。

其他

⊙多吃新鲜的蔬菜（每日500克以上）、水果（每日2～3个）、多饮水（每日1500～2000毫升），补充维生素和微量元素合剂（每日1片），对防治口腔溃疡很有帮助。

⊙注意口腔卫生是防治口腔溃疡的重要措施。经常出现溃疡者，不妨每日晨起用淡盐水漱口。

常见胃肠症状——给胃肠减减负

由各种功能性或器质性的胃肠道疾病导致的症状，正悄悄降低着人们的饮食能力、营养状况和生活质量。

如今，食物越来越多，烹调越来越精细，可很多人的胃口却越来越差，食量越来越少。不少人对此非常诧异：自己的胃怎么了？

越来越多的消化道症状令越来越多的人苦恼：食欲降低、口苦、嗳气、稍稍进食就感到上腹饱胀、泛酸烧心等等。这些由各种功能性或器质性的胃肠道疾病导致的症状，正悄悄降低着人们的饮食能力、营养状况和生活质量。

所幸的是，我们有能力在一定程度上改变这一状况。其核心，是安全、合理、有效地改善胃肠动力。在这一过程中，饮食扮演着重要角色。

首先，应去医院消化科作系统检查，发现或排除各类胃肠疾病或全身疾病（如糖尿病、心血管疾病、肿瘤等）。如果确诊胃肠疾病或其他疾病，应积极治疗。只有在有效治疗原发性疾病的基础之上，才谈得上饮食调控。

在排除或治疗各类疾病的基础上，应针对不同胃肠症状采用不同的饮食策略：

没有胃口

原因分析：造成食欲降低的功能性原因很多，主要包括精神紧张、劳累、胃动力减弱（胃内食物难以及时排空）等。

解决对策：调控情绪，放松精神，减缓生活节奏，及时休息，特别强调三餐要有规律，定时、定量，切忌暴饮暴食。加强户外活动，多呼吸新鲜空气。饮食上强调种类多样化，避免单调重复，注意掌控食物的色、香、味、形，做到干稀搭配、粗细搭配。多食用开胃食物。在刺激食欲方面，各类调味品作用独到，不妨根据自己的口味选择。另外，应避免粗纤维食物摄入，以免影响胃排空。还有，三餐前禁食用各类甜食或甜饮料，否则将雪上加霜，使本来就差的胃口变得更加糟糕。

食物及餐次选择：可用山楂、话梅、陈皮等刺激食欲；在水果方面，草莓、甜橙有一定开胃效果，而葡萄、香蕉、荔枝等因含糖较高，可能降低食欲；调味品可选番茄酱、咖喱汁、豆瓣酱、辣椒酱等，但不宜过于刺激，以防矫枉过正。禁食或少食以下食物是重要的，包括油炸食物、韭菜、生黄豆、奶油类食物、甜的碳酸饮料等。也不提倡大量进食花生、瓜子。

进食后早饱

原因分析：餐前感觉挺饿的，胃口也不错，但稍稍进食即感觉上腹饱胀，食欲也随之锐减，这就是所谓“餐后早饱”。主要是因为进餐后胃动力减弱，容受食物的能力较低，故刚吃一两口，就没有“地方”再承受更多的食物摄入。

解决对策：加强胃动力、加速胃排空、加大胃的容受能力是解决问题的关键。当然，食物究竟能在多大程度上刺激胃动力尚待证实，但毫无疑问，避免摄入损害胃动力的食物是必需的。

食物及餐次选择：应遵循少量多餐原则，每日采用“3+3”进食法，即将正餐中的部分食物（如主食、酸奶、水果等）分出作为加餐，即在总量不变的基础上，进食6餐，每餐主食不超过2两，总量约七分饱。禁食肥肉、油炸食物、粗纤维食物。进餐时一定将食物充分嚼烂后再咽下。进食过快，将加重早饱症状。

泛酸烧心

原因分析：因为胃动力障碍、食道下段括约肌功能障碍等，造成餐后胃内酸性物反流至食管，导致烧心、胸痛等症状，严重者甚至难以忍受，直接导致摄食障碍。长期胃食管反流还可造成食道的严重损害，甚至引起恶性病变。

解决对策：一方面要避免损害食道下段括约肌功能的食物，另一方面要改善胃动力，加速胃排空，防止胃内食物存留。应特别强调的是，注意进食方式和体位是解决问题的关键。

食物及餐次选择：禁用损害食道下段括约肌功能的食物，包括咖啡、肥肉、可乐、胡椒面等；禁用损害胃动力的食物，包括肥肉、甜点、油炸食物、粗纤维食物等。采用少量多餐原则，细嚼慢咽。进食后1小时内不宜平躺。睡觉时，注意用枕头等将头部和肩部稍稍垫高一定角度。